स्वास्थ्य के 300 सवाल

डॉ. यतीश अग्रवाल एवं डॉ. रेखा अग्रवाल की प्रमुख कृतियां

- डागडर बाबू
- मन की दुनिया
- 365 स्वास्थ्य मंत्र
- जटिल रोग सरल उपचार
- रोग नीरोग
- सबके लिए स्वास्थ्य
- स्वस्थ खाएं तनमन जगाएं
- नारी स्वास्थ्य और सौंदर्य
- खिले मातृत्व गूंजें किलकारियां
- नेत्र रोग
- दांपत्य विज्ञान
- डायबिटीज के साथ जीने की राह
- स्वस्थ हृदय : देखरेख और उपचार
- ब्लड प्रेशर : जितना संयत उतना स्वस्थ
- कोरोनरी धमनी हृदय रोग
- डायबिटीज के साथ स्वस्थ जीवन
- दवाएं और हम
- प्यार के मोती (एड्स पर केंद्रित)
- हृदय रोग से कैंसर तक

बाल साहित्य

- फर्स्ट एड
- रक्त की कहानी
- चिकित्सा विज्ञान की कहानियां
- शल्यचिकित्सा की कहानी
- नारी शरीर के रहस्य
- खलिफा की पगड़ी

अंग्रेजी में

- मेजिक मंत्रज़ टू अ पैन-फ्री यूथफूल बैक
- द वर्ल्ड विदिन
- द स्टोरी ऑफ ब्लड
- हार्ट केयर
- बॉडी टॉक
- आल अबाउट हेविंग अ बेबी
- हार्ट टॉक
- मेनेजिंग डायबिटीज : हाओ मच शूगर इज टू मच
- हाई ब्लड प्रेशर : टेम द स्टेल्थ किलर
- द डेली ब्रेड
- द मेडिसन चेस्ट
- रिवर्सिंग बैक पैन

स्वास्थ्य के 300 सवाल

डॉ. यतीश अग्रवाल

एम.बी.बी.एस.,डी.टी.सी.डी.,एम.डी. (दिल्ली)

विज्ञान वाचस्पति (इलाहाबाद)

राजकमल प्रकाशन

ISBN : 978-81-267-0499-6

मूल्य : ₹250

पहला संस्करण : 2000
चौथा संस्करण : 2014
पहली आवृत्ति : 2024

प्रकाशक : राजकमल प्रकाशन प्रा.लि.
1-बी, नेताजी सुभाष मार्ग, दरियागंज
नई दिल्ली-110 002

शाखाएँ : अशोक राजपथ, साइंस कॉलेज के सामने, पटना-800 006
पहली मंजिल, दरबारी बिल्डिंग, महात्मा गांधी मार्ग, प्रयागराज-211 001
1, अनमोल सोराबजी संतुक लेन, धोबी तलाव, मरीन लाइंस, मुम्बई-400 002
वेबसाइट : www.rajkamalprakashan.com
ई-मेल : info@rajkamalprakashan.com

मुद्रक : राजकमल प्रकाशन प्रा. लि.
नई दिल्ली-110 002

SWASTHYA KE TEEN SAU SAWAL
by Dr. Yatish Agrawal

अग्रजतुल्य श्री ब्रजनारायण अग्रवाल को सादर

आरोग्य की तलाश

आदमी हजारों वर्षों से बीमारियों के विरुद्ध जंग लड़ता आया है। उसकी कुशाग्र बुद्धि, विवेक, अनुभवों से सीखने की लालसा और कुछ नया कर गुजरने की उमंग ने उसे जो साहस और शक्ति दी है, उसके सबूत हमें नवपाषाण युग से ही देखने को मिलते हैं। नुकीले पत्थरों से बने शल्य-यंत्रों द्वारा उस युग में उसने खोपड़ी तक के ऑपरेशन किए। वनस्पतियों में छिपे औषध गुणों की खोज भी उसे सदा से प्रेरित करती आई है और तरह-तरह के प्रयोग कर वह नई से नई दवाएँ बनाता आया है। कुनैन, नीम, सर्पगंधा, डिजोक्सिन, कोकेन, आँवला, गुग्गुलु सरीखी असंख्य औषधियाँ उसने प्रकृति से ही पाई हैं। उसने रोगों को बारीकी से समझने की भी लगातार कोशिश की है और उनकी तह तक जाकर रोगकारक तत्त्वों, विविध लक्षणों, रोग की पुष्टि करने वाले जाँच-पड़ताल के तरीकों और बचाव के उपायों को तलाशने का अथक प्रयास किया है।

आधुनिक चिकित्सा विज्ञान का संजीवन रूप सदियों से चली आई इसी वैज्ञानिक खोज का सुखद नभोमणि है, जिसका एकाकी लक्ष्य मानव सेवा है। यह समूचा विज्ञान एक ऐसी ज्ञान-संपदा है, जिसके दीप घर-घर आलोकित हों, तभी पूर्वजों की आत्मा सुख-शांति पा सकती है, मानव-कल्याण के स्वर वेद-उपनिषद् से यात्रा कर अपनी मंजिल पा सकते हैं।

प्रस्तुत पुस्तक इसी एक तलाश की एक छोटी सी कड़ी है। इसमें मैंने कुछ आमफहम बीमारियों, विकारों, उलझनों को पूरी वैज्ञानिकता के साथ सरल प्रश्नोत्तर शैली में प्रस्तुत किया है कि पाठक उनकी बारीकियों को जान सके और जरूरत होने पर निर्भय होकर उनसे जीत सके। इसमें कई ऐसी छोटी-छोटी बातें भी गुँथी हैं जिन्हें जीवन में उतार लेने से प्राण स्वस्थ और स्फूर्त हो जाते हैं।

स्थान-सीमा के कारण यह पुस्तक संक्रामक ज्वर, आँखों की आमफहम बीमारियों, नाक, कान, गले के रोग, हड्डियों और जोड़ों

के विकार, त्वचा के रोगों और यौन संबंधी उलझनों पर ही प्रकाश डाल सकी है। इसकी पूरक पुस्तक *जटिल रोग सरल उपचार* में साँस की बीमारियों, रक्तचाप और दिल, मस्तिष्क, पोषण-संबंधी और रस-क्रिया प्रणाली की प्रमुख व्याधियों की इसी प्रश्नोत्तर शैली में व्याख्या है। इसी शृंखला की तीसरी पुस्तक *पेट की बीमारियाँ* में जिगर, पित्ताशय, आँतों, गुर्दों और जननांगों की खास-खास बीमारियों पर उपयोगी जानकारी है।

पुस्तक की उपयोगिता इसी में है कि जब-जब घर में या किसी मित्र को इसकी जरूरत पड़े, इसे दुबारा से पढ़ डालें ताकि मन में उठी शंकाएँ शांत हो सकें। जिन सवालों का समाधान आप चाहकर भी पुस्तक में न तलाश सकें, उनकी बाबत मुझे जरूर लिख भेजें। मेरी पूरी कोशिश रहेगी कि उन जिज्ञासाओं का उत्तर न सिर्फ आप तक व्यक्तिगत रूप में पहुँचे, बल्कि पुस्तक के अगले संस्करण द्वारा सभी सुधी पाठकों तक भी पहुँचे।

लेकिन एक अनुरोध आपसे यह भी है कि पुस्तक को सुमित्र समझ कर हमेशा पास रखें, उसका लाभ उठाएँ, पर भूल कर भी अपनी दवा स्वयं शुरू न करें, न ही नीम-हकीमी करने की कोशिश करें। कोई भी पुस्तक, कितनी भी अच्छी क्यों न लिखी गई हो, वर्षों के अनुभव, अंतर्दृष्टि और विवेक का स्थान नहीं ले सकती। कठिन घड़ियों में रोग को मात देने में पुस्तक आपकी सच्ची मित्र साबित हो, ऐसी मेरी प्रार्थना है।

–यतीश अग्रवाल

25 जुलाई, 1999
नई दिल्ली

अनुक्रम

किं सौख्यमरोगिता जगति जंतौः

(सुख क्या है ? प्राणी की संसार में आरोग्यता)

—हितोपदेश, 1/147

खंड एक

प्रमुख संक्रामक रोग

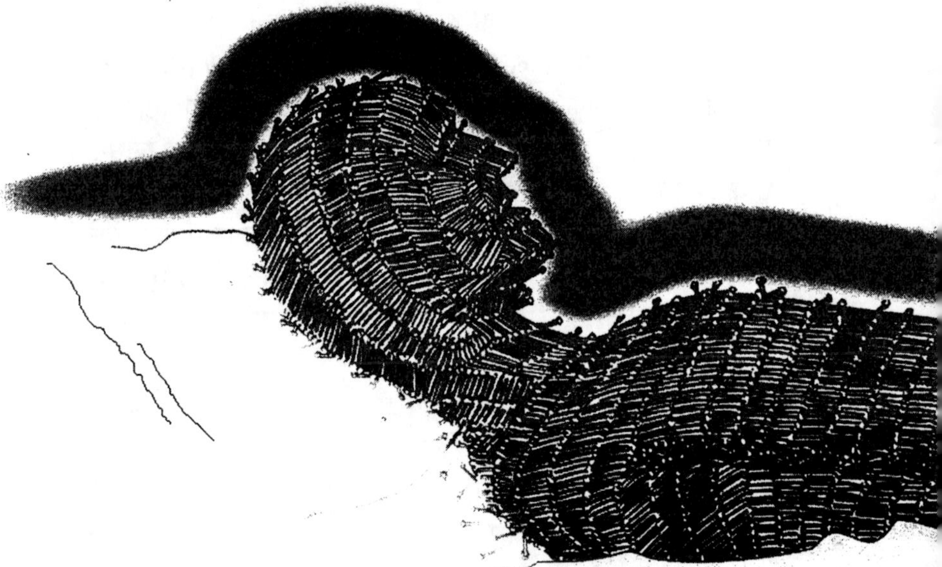

वायरल! वायरल!

वायरल बुखार कुछ और नहीं, ज्वर का एक खास वर्ग है। इसके सदस्य कई प्रकार के वायरस हैं, जो किसी भी समय सक्रिय होकर वातावरण में फैल जाते हैं और हर तरफ अपना प्रकोप दिखाते हैं। जिसे देखो वही उनकी पकड़ में आ जाता है और कुछ दिनों के लिए सर्दी-जुकाम, गले की खराश और ज्वर से पीड़ित हो बिस्तर से बँध जाता है। बुखार उतरने के बाद भी कई हफ्ते तक कमजोरी, थकान और अवसाद की दशा बनी रहती है। लेकिन फिर धीरे-धीरे स्थिति अपने आप सँभलने लगती है।

वायरल बुखार क्या है और यह कैसे होता है ?

वायरल बुखार कई प्रकार के वायरसों से होनेवाला ज्वर है, जिनमें लगभग एक ही तरह के लक्षण पाए जाते हैं। ये वायरस श्वास-प्रणाली के प्रथम भाग—नाक, गले, स्वर-यंत्र और मुख्य श्वास-नली (ट्रेकिया) पर धावा बोलते हैं, पैठ करते हैं, पलते-बढ़ते हैं और रोगी के खाँसने, छींकने और नाक छिनकने पर वातावरण में पहुँच जाते हैं, जहाँ से ये अन्य व्यक्तियों में फैल जाते हैं। किसी एक परिवार में यदि एक व्यक्ति को यह ज्वर हो जाए, तो प्रायः सभी परिवारजनों को एक-एक कर ज्वर हो जाता है। लगता है जैसे ज्वर घर ही नहीं छोड़ना चाहता।

कौन-कौन से वायरस सामान्य वायरल बुखार पैदा करते हैं ? यह बुखार संक्रमण के कितने दिन बाद प्रकट होता है ?

एडिनोवायरस, कोक्ससेकी वायरस, इको वायरस, इनफ्लूएंजा वायरस, पेराइनफ्लूएंजा वायरस, आर. एस. वी. और राइनोवायरस कुछ ऐसे

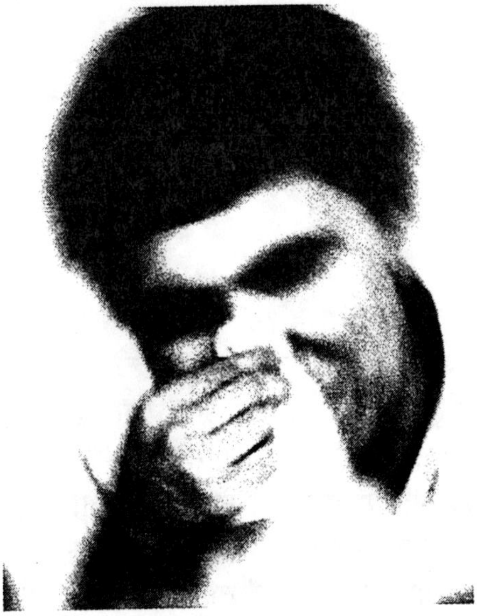

प्रमुख वायरस हैं जिनसे वायरल बुखार फैलता है। इनमें से हर वायरस का संक्रमण-काल अलग-अलग है : सबसे कम—एक से तीन दिन—इनफ्लूएंजा वायरस का है और अधिक से अधिक—सात से चौदह—दिन कोक्ससेकी वायरस का है।

वायरल बुखार के लक्षण क्या हैं ?

हाथों-पैरों, सिर और पीठ में दर्द होता है, कुछ करने को जी नहीं चाहता, भूख नहीं लगती, जी मिचलाता है और ठंड देकर बुखार आता है। शरीर का तापमान बढ़कर 39^0 सेल्सियस (102 से 103^0 फारेनहाइट) तक चला जाता है। चेहरा और आँखों की पुतलियाँ लाल हो जाती हैं और नब्ज तेज हो जाती है। नाक, आँखों और गले में सूजन होने से नाक और आँखों से पानी झरने लगता है और गले में खराश हो जाती है।

प्रायः तीन से पाँच दिनों में ही लक्षणों में फर्क आने लगता है। बुखार उतर जाता है, नाक और गले को आराम आ जाता है। लेकिन फिर भी अगले एक-दो हफ्ते तक अजीब सी थकान और अवसाद शरीर और मन को घेरे रहते हैं।

वायरल बुखार का निदान कैसे होता है ?

जिन दिनों यह बुखार फैला होता है, उन दिनों मात्र लक्षण देखकर ही इसका निदान हो जाता है। मुश्किल तब आती है, जब बुखार लंबा खिंच जाता है और उतरने का नाम नहीं लेता। तब सारे जाँच-परीक्षण करने जरूरी हो जाते हैं।

वायरल बुखार का इलाज क्या है ?

जब तक बुखार रहे तब तक बिस्तर पर लेटे रहना और पूरा आराम करना जरूरी होता है। दर्द मिटाने और बुखार को कम करने के लिए हर चार-छह घंटे के अंतर पर पेरासिटामोल या बारह-बारह घंटे पर निम्यूलिड की गोलियाँ लेते रहने से फायदा होता है। सूखी खाँसी को दूर करने के लिए कफ लिंक्टस लिया जा सकता है। कुछ डॉक्टर विटामिन की गोलियाँ भी देते हैं ताकि मरीज खुद को बेहतर महसूस करे।

खाने-पीने के लिए कोई विशेष रोक-टोक नहीं होती, लेकिन तली हुई चीजें, घी मक्खन पचाना मुश्किल होता है। इसीलिए हलकी चीजें जैसे दलिया, खिचड़ी, दाल-चावल, बिना चिपुड़ी रोटी, सिंकी हुई डबल रोटी, आलू, सब्जी, क्लीयर सूप, फल इत्यादि लेना ठीक रहता है।

बुखार घटने पर भूख धीरे-धीरे अपने आप लौटने लगती है। खाने के लिए रोगी के साथ जोर-जबरदस्ती नहीं करनी चाहिए। हाँ, पानी और दूसरे पेय पदार्थ जरूर दिए जाते रहने चाहिए, क्योंकि उनकी भरपाई से हालत नियंत्रण में रहती है, बिगड़ती नहीं।

क्या तेज बुखार में ठंडे पानी की पट्टियाँ भी की जा सकती हैं ?

हाँ, पर फायदा तभी है जब पूरे बदन पर पट्टियाँ रखी जाएँ। सिर्फ माथे पर पट्टियाँ रखने से बुखार कम नहीं होता। सिद्धांत यह है कि ठंडी पट्टियाँ रखकर शरीर के भीतर की गर्मी दूर की जाए, यह तभी हो सकता है जब शरीर के बहुत बड़े भाग पर पट्टियाँ रखी जाएँ।

क्या ऐंटिबॉयटिक दवाएँ वायरल बुखार में किसी तरह का लाभ पहुँचाती हैं ?

नहीं, उनकी उपयोगिता बैक्टीरियाजन्य संक्रमण में ही होती है, वायरस के विरुद्ध ये काम नहीं कर पातीं।

बुखार दूर हो जाने के बाद भी कई बार अजीब सी थकान, अवसाद और परेशानी बनी रहती है, उसे कैसे दूर किया जा सकता है ?

हलका व्यायाम, खूब मात्रा में पेय जल, प्राकृतिक फल और सब्जियाँ और पौष्टिक आहार लेने से अक्सर कुछ ही दिनों में स्थिति सामान्य हो जाती है। यदि एक हफ्ते के भीतर सुधार न आए तो डॉक्टर को बताना चाहिए। विटामिन की गोलियाँ और विशेष अवसादरोधक दवा देकर वह जल्द राहत दिला सकता है।

क्या वायरल बुखार से बचने के लिए कोई रोग-निरोधक टीके हैं ? इन्हें कब और कैसे लगवाया जाना चाहिए ?

इनफ्लूएंजा वायरस के विरुद्ध टीके हैं, लेकिन उनकी उपयोगिता सीमित है। एक तो उनका असर ही थोड़े समय तक रहता है, दूसरा उनकी बचावकारी क्षमता भी पचास-अस्सी प्रतिशत ही पाई गई है। फिर यह भी मालूम नहीं होता कि किस बार किस वायरस का प्रकोप होगा कि टीका लगवाने की सलाह दी जाए।

बचाव के लिए सबसे सार्थक सावधानी यही है कि जिन दिनों शहर में बुखार फैला हो, भीड़ वाली जगहों—जैसे सिनेमाघर, मेले, सार्वजनिक तरणताल, आदि से दूर रहें। स्कूल, कॉलेज, दफ्तर में जिस किसी को बुखार आए, वह घर पर रहकर पूरा आराम करे ताकि बुखार हवा में न फैले और लोग उसके प्रकोप से बच सकें।

मियादी बुखार

(टायफॉयड फीवर, एंटरिक फीवर, मोतीझरा)

टायफॉयड का बुखार किसी एक मौसम का जीव नहीं है। यह तो बारहों मास किसी भी समय हो सकता है। इसीलिए बुखार के हर ऐसे मामले में, जिसमें बुखार अधिक दिन तक बना रहता है, इसकी तहकीकात जरूरी हो जाती है। खून की जाँच से स्पष्ट पता चल जाता है कि इसकी पैठ भीतर हो चुकी है। तब असरकारक ऐंटिबॉयटिक दवाओं और सही देखभाल से मरीज की बीमारी दूर की जा सकती है।

टायफॉयड बुखार क्या है और यह कैसे होता है ?

टायफॉयड एक खास प्रकार के बैक्टीरिया–सालमोनेला टाइफी–से होनेवाला ज्वर है। यही मोतीझरा, मियादी बुखार और आँत्र-ज्वर है और यही एंटरिक फीवर है। किसी समय यह बहुत गंभीर रोग समझा जाता था, पर प्रभावशाली ऐंटिबॉयटिक दवाओं के आने के बाद से अब इसका इलाज काफी आसान हो गया है।

दरअसल यह एक संक्रामक रोग है। इसे पैदा करनेवाला सूक्ष्मजीव सालमोनेला पीने के पानी, भोजन, फल-सब्जी और दूध में छिप कर आदमी की आंत में पहुँचता है और बढ़ने लगता है। इसकी पैठ के दस से पंद्रह दिनों बाद बुखार आ जाता है और टायफॉयड के अन्य लक्षण प्रकट हो उठते हैं।

सालमोनेला बैक्टीरिया खान-पान की चीजों में कैसे पहुँचता है ?

सालमोनेला टाइफी सिर्फ आदमी में ही अपना ठिकाना बनाता है।

टायफॉयड के मरीज में यह नामुराद लाखों की संख्या में होता है, लेकिन कुछ लोगों में यह धूर्त बगैर कोई रोग पैदा किए यों ही लुका-छिपा पड़ा रहता है। अतएव इन दोनों ही वर्ग के लोगों से यह दूसरों को जा सकता है। यह उनके मल और मूत्र में छिपा रहता है। लघुशंका और शौच जाकर ठीक से हाथ न धोने पर उनके हाथ दूषित रह जाते हैं और यह खान-पान की चीजों में चला जाता है, जिससे दूसरों को भी रोग हो जाता है।

तंग गंदी बस्तियों में जहाँ लोग खुले में शौच जाते हैं और हर जगह मक्खियाँ भिनकती रहती हैं, सालमोनेला का फैलाव मक्खियों से भी होता है।

रेहड़ी-खोमचों पर खुली बिकने वाली खाने-पीने की चीजें जैसे कटे हुए फल, चाट-पकौड़ी, मिठाई, फलों का रस, कुल्फी आदि में भी सालमोनेला टाइफी और उस जैसे दूसरे बीमारी पैदा करने वाले बैक्टीरिया होने का हमेशा डर होता है।

शहरों में म्यूनिसिपैलिटी की ढिलाई से पीने का पानी भी दूषित हो सकता है। छोटी जगहों पर कुएँ, हैंडपंप और तालाब का पानी भी सालमोनेला से गंदा हो सकता है और महामारी फैला सकता है।

टायफॉयड बुखार के लक्षण क्या हैं ?

यह बुखार शुरू में बिलकुल फ्लू की तरह मालूम पड़ता है। सिर में दर्द और गले में खराश के साथ बुखार आता है, जो रोजाना थोड़ा-थोड़ा बढ़ता जाता है और 40^0 सेल्सियस तक पहुँच जाता है। किसी को उल्टियों और दस्त की शिकायत होती है, तो कोई कब्ज बताता है। भूख मर जाती है और कमजोरी आ जाती है।

इलाज न मिलने पर बुखार टूटता नहीं। बुखार के दूसरे हफ्ते में कुछ मरीजों के पेट पर गुलाबी रंग के दाने दिखाई देते हैं। लगातार बुखार रहने और भीतर टायफॉयड टॉक्सिन बनने के कारण मरीज की हालत बिगड़ने लगती है। उसकी कमजोरी बढ़ जाती है और वह बेसुध-सा पड़ा रहता है।

तीसरे हफ्ते में आँत का जख्म फट जाने पर मरीज मरणासन्न

हो जाता है। लेकिन ऐसी बदहालत गाँव-कस्बों में ही होती है जहाँ बीमार को दवा देनें की बजाय झाड़-फूँक जैसे टोटकों से इलाज की कोशिश की जाती है।

यह कैसे पता लगता है कि किसी को टायफॉयड ही हुआ है ?

अनुभवी डॉक्टर मरीज के लक्षण, नब्ज और शारीरिक जाँच से टायफॉयड होने का अनुमान लगा सकता है पर निदान की पुष्टि के लिए मरीज के खून की जाँच जरूरी होती है। बुखार का पहला हफ्ता हो, तो मरीज के खून का नमूना लेकर सालमोनेला टाइफी की जाँच करने के लिए ब्लड कल्चर किया जाता है। जिन्हें ऐंटिबॉयटिक दवा मिल चुकी होती है, उनमें जाँच विश्वसनीय नहीं रहती।

बुखार के दूसरे हफ्ते में मरीज के खून में ऐंटिबॉडी का स्तर नाप कर भी टायफॉयड का पता लग सकता है। यह विडाल टेस्ट, ब्लड कल्चर जितना विश्वसनीय तो नहीं होता, लेकिन इसकी मदद से जटिल मामलों में ठीक निदान तक पहुँचा जा सकता है।

टायफॉयड के इलाज में किन-किन सावधानियों की जरूरत होती है ?

टायफॉयड के मरीज को पूरा आराम चाहिए होता है। बुखार के शुरू के दिनों में उसे बिलकुल बिस्तर में लेटे रहना चाहिए। जो कोई उसकी सेवा-सुश्रुषा करे, उसे यह ध्यान रखना चाहिए कि मरीज से उसे भी छूत लग सकती है। इसीलिए मरीज का बदन पोंछने के बाद या दूसरे किसी रूप में संपर्क में आने के बाद उसे अपने हाथ साबुन से जरूर धो लेने चाहिए।

मरीज के खान-पान पर भी पूरा ध्यान देने की जरूरत होती है। नरम, तरल पदार्थ—जैसे दलिया, खिचड़ी, साबूदाना, पोहा, दही, केला, पपीता इत्यादि उसे नियम से दिए जाने चाहिए ताकि उसके शरीर में पौष्टिक तत्त्वों की पूर्ति होती रहे। उसे खूब मात्रा में तरल पदार्थ भी दिए जाने चाहिए। इससे उसे बेचैनी से राहत मिलेगी और कमजोरी कम महसूस होगी।

मरीज की साफ-सफाई पर भी ध्यान देना जरूरी है। उसे नहलाने में

कोई हर्ज नहीं, बल्कि मरीज इससे बेहतर महसूस करता है। कमजोरी अधिक होने पर उसका बदन गीले कपड़े से पोंछा जा सकता है। लेकिन यह तौलिया किसी और के इस्तेमाल में नहीं आना चाहिए।

दवा के रूप में डॉक्टर द्वारा बताई गई ऐंटिबॉयटिक दवा पूरी मात्रा में और ठीक समय से लेनी बहुत जरूरी है। दवा की खुराक में अपने अंदाज से कटौती करना खतरनाक साबित हो सकता है। इससे ज्वर पैदा करने वाले रोगाणु जिंदा बच जाते हैं और उनकी तेजी से बन रही नई पीढ़ियों में यह ताकत आ जाती है कि फिर यही दवा उन पर असर नहीं कर पाती। इससे देखते ही देखते मामला बिगड़ जाता है और रोग से लड़ने के लिए कोई दूसरी कारगर ऐंटिबॉयटिक दवा ढूँढ़नी जरूरी हो जाती है।

पूरी दवा लेने से सामान्यतः बुखार अड़तालीस से बहत्तर घंटों में उतरना शुरू हो जांता है। लेकिन पूरे इलाज के लिए दवा दो हफ्ते तक लेनी होती है। दवा ठीक समय शुरू हो जाए तो रोग जल्दी काबू में आ जाता है और मरीज उसकी कष्टदायक जटिलताओं से बच जाता है।

आज टायफॉयड रोगाणुओं के विरुद्ध कई प्रभावशाली दवाएँ उपलब्ध हैं। इनमें एमोक्सीसिलिन, सिप्रोफ्लोक्सासिन, ओफ्लोक्सासिन मोनोसेफ और सेफिग्जाइम विशेष रूप से उल्लेखनीय हैं।

लेकिन टायफॉयड की रोकथाम के लिए टीके भी तो लगाए जाते हैं ?

हाँ, टायफॉयड से बचने के लिए आज कई तरह के टीके उपलब्ध हैं। कुछ हैं जो सुई से लगते हैं। पहली बार ये चार से छह हफ्ते के अंतर पर दो बार लगते हैं। फिर इन्हें हर तीसरे साल लगवाना होता है।

लेकिन इधर कुछ वर्षों से टायफॉयड रोकथाम टीके की गोलियाँ भी बाजार में आ गई हैं। ये टाइफाओरल के नाम से मिलती हैं। छह साल से अधिक उम्र का कोई भी व्यक्ति इनकी तीन खुराक ले सकता है। यह कैप्सूल खाने से कम से कम एक घंटे पहले लेना होता है और यदि आज इसकी पहली खुराक ली जाए, तो आज से तीसरे दिन दूसरी और पाँचवें दिन तीसरी खुराक लेनी होगी। इसका असर तीन साल तक रहता है, फिर इसे दुबारा लेना पड़ता है।

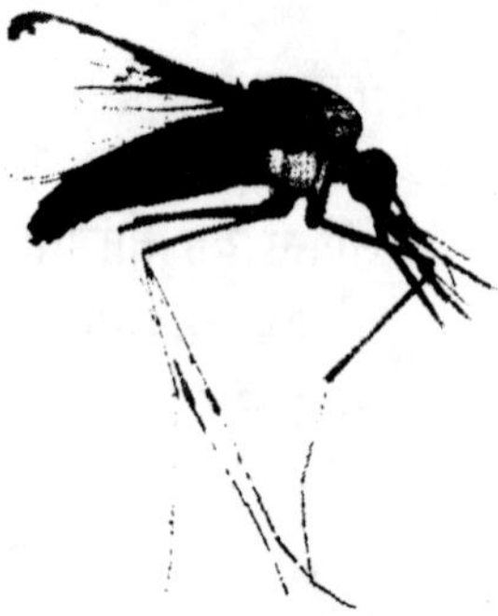

डेंगू

टाइगर मच्छर पर सवार होकर आने वाला डेंगू एक किस्म का विषाणु ज्वर है। यह देश के छुटपुट हिस्सों में पिछले 200 सालों से होता आया है। पर हाल के वर्षों में इसने अपना स्वरूप काफी बदल लिया है। एक तो अब यह देश के बहुत बड़े हिस्से में देखा जाने लगा है, दूसरा इसकी उग्रता भी बढ़ी है। इसका गंभीर रूप—डेंगू रक्तस्रावी ज्वर—घातक भी साबित होने लगा है।

डेंगू ज्वर क्या है और यह कैसे होता है ?

डेंगू एक खास परिवार के विषाणुओं से होने वाला ज्वर है। इन विषाणुओं की चार किस्में हैं, लेकिन व्यवहार में ये सभी एक जैसे हैं। ये विषाणु टाइगर मच्छर की लारग्रंथि में सवारी करते हैं और मादा मच्छर के काटने से मनुष्य में पहुँच जाते हैं और चार से छह दिनों बाद उसे ज्वर से पीड़ित कर देते हैं।

क्या डेंगू अन्य विषाणु ज्वर की तरह हवा से नहीं फैलता ?

नहीं, टाइगर मच्छर या उसका सही नाम लें—एडीज इजिप्टाई के बगैर डेंगू का विषाणु आदमी पर वार नहीं कर सकता। यह उसकी बड़ी कमजोरी है, जिसका फायदा उठाकर उस पर नियंत्रण पाया जा सकता है।

डेंगू ज्वर के लक्षण क्या हैं ?

यह बुखार किसी भी उम्र के व्यक्ति को हो सकता है। शुरुआत सिरदर्द, कमर टूटने और कुछ अच्छा न लगने से होती है। ये लक्षण एक-दो रोज से होते हैं कि अचानक तेज बुखार हो जाता है। माथा जोरों से दुखने लगता है। आँखों के पीछे तेज दर्द होता

है, जो आँखों को हिलाने-डुलाने पर बढ़ जाता है। पीठ तो दर्द करती ही है, मांसपेशियाँ और जोड़ भी भयंकर रूप से दर्द करते हैं। बहुत बेचैनी होती है, भूख मर जाती है और किसी भी चीज में स्वाद नहीं आता। कब्ज हो जाती है और पेट में दर्द भी हो सकता है। चेहरे, गर्दन और छाती पर खसरे के दाने जैसे उभार आ सकते हैं। बुखार अक्सर 39^0 से 40^0 सेल्सियस (102^0 से 104^0 फारेनहाइट) के बीच रहता है और पाँच से सात दिन बाद टूटता है। इसके उतरने के बाद भी मरीज अपने को बिलकुल पस्त महसूस करता है।

डेंगू रक्तस्रावी ज्वर के लक्षण साधारण डेंगू ज्वर से किस रूप में भिन्न होते हैं ?

दोनों की शुरुआत एक जैसी होती है। लेकिन एक-दो दिन बाद रक्तस्रावी ज्वर में त्वचा की सूक्ष्म खून की नलियाँ फटने से शरीर पर जगह-जगह खून इकट्ठा हो जाता है। कुछ मामलों में नाक, मुँह और मसूड़ों से और इक्का-दुक्का मामलों में पेशाब के साथ खून आता देख रोग की गंभीरता खुलकर सामने आ जाती है। इस बीच मरीज की बेचैनी भी तेज हो जाती है। अधिक गंभीर मामलों में भीतर-ही-भीतर रक्तस्राव होने से मरीज बेहोशी में चला जाता है और उसकी जान बचा पाना मुश्किल होता जाता है। पर जिन मामलों में पेचीदगियाँ पैदा होने से पहले ही सँभाल हो जाती है और शरीर में द्रव की पूर्ति कर दी जाती है, उनमें धीरे-धीरे मरीज स्वास्थ्यलाभ कर अच्छा हो जाता है।

क्या डेंगू से मिलते-जुलते लक्षण किसी दूसरे ज्वर में भी पाए जा सकते हैं ?

मलेरिया और डेंगू के बीच फर्क कर पाना कभी-कभी अनुभवी डॉक्टर के लिए भी बहुत मुश्किल होता है। ऐसे में खून की जाँच ही सही बीमारी का पता दे पाती है। लेकिन जब इस जाँच से भी बात नहीं बनती, तब मलेरिया की दवा साथ में देना जरूरी हो जाता है।

क्या कोई ऐसी जाँच है, जिससे डेंगू वायरस की निश्चित पहचान की जा सकती हो ?

हाँ। लेकिन ये विशेष टेस्ट सहज उपलब्ध नहीं हैं कि इन्हें हर मामले में किया जा सके। अतएव जिन दिनों में डेंगू किसी एक शहर में शुरू होता है, सिर्फ शुरू में ही कुछ बड़े चिकित्सा-संस्थानों में ये टेस्ट किए जाते हैं। अधिकतर मामलों में निदान लक्षणों के आधार पर ही किया जाता है। पर जब कोई मामला अधिक उलझा हुआ नजर आता है, तो डॉक्टर अक्सर मरीज के तमाम टेस्ट कराने में ही अच्छाई समझते हैं।

रक्तस्रावी ज्वर में अन्य जाँच-परीक्षणों के साथ-साथ समय-समय पर रक्त-कणों की गिनती और रक्त जमने से जुड़ी खून की जाँच भी बार-बार दुहराई जाती है ताकि जरूरी होने पर मरीज को समय से खून या खून जमने में काम आनेवाले रक्त-कण (प्लेटलेट) दिए जा सकें।

डेंगू ज्वर का इलाज कैसे किया जाता है ?

यह उसकी उग्रता पर निर्भर करता है। साधारण डेंगू ज्वर का इलाज घर पर ही हो सकता है। बुखार और दर्द कम करने के लिए पेरासिटामोल की गोलियाँ चार-छह घंटे से ली जा सकती हैं। निम्यूलिड की गोलियाँ भी ऐसे में खूब काम आती हैं। लेकिन एस्प्रिन लेना नुकसानदेह हो सकता है, इससे भीतर रक्तस्राव होने का खतरा खड़ा हो सकता है। बेचैनी घटाने के लिए थोड़े-थोड़े समय पर पानी, जूस, सूप और दूसरे पेय लेना उपयोगी होता है, इसके लिए परिवारजनों का सजग होना जरूरी है।

अधिक गंभीर मामलों में मरीज को अस्पताल में भर्ती करना पड़ता है। उसे नस से ग्लूकोज, इलैक्ट्रोलाइट और दूसरे घोल दिए जाते हैं ताकि उसके शरीर में पानी की कमी न आए। भीतर तेज रक्तस्राव होने पर खून चढ़ाया जाता है। कोशिश यह होती है कि कैसे भी मरीज का जीवन बचाया जाए। फिर भी हर मामले में यह कोशिश कामयाब नहीं हो पाती।

क्या डेंगू ज्वर से बचा जा सकता है ?

डेंगू की रोकथाम के लिए हाल ही में थाइलैंड में एक टीका ईजाद किया गया है। पर यह अभी सार्वजनिक तौर पर उपलब्ध नहीं है। उम्मीद है कि प्रयोग के अंतिम दौर से गुजरकर यह बहुत जल्द दुनिया के सभी देशों में उपलब्ध हो जाएगा।

लेकिन डेंगू की रोकथाम का एक दूसरा रास्ता भी है। जनव्यापी प्रयास से इसके संवाहक—एडीज इजिप्टाई मच्छर को खत्म करना मुश्किल नहीं है। इसके लिए कुछ आसान कदम उठाए जाने जरूरी हैं। जैसे घर में और आसपास पानी जमा न होने दें। मादा एडीज मच्छर कहीं भी और किसी भी चीज में थोड़ा-सा पानी जमा होने पर उसमें अंडे देने के लिए आतुर रहती है। टूटी हुई बोतलें, डिब्बे, बाल्टियाँ, गमले, पुराने टायर, कूलर और पानी के टैंक उसके प्रिय स्थान हैं। साधारण साफ-सफाई रखकर इससे बचा जा सकता है। समय-समय पर मच्छरों को मारनेवाली दवा का छिड़काव करने से मच्छरों के बढ़ने पर रोक लग सकती है। ये प्रयास व्यक्तिगत और सामुदायिक—दोनों स्तरों पर किए जा सकते हैं। मच्छरों से बचने के लिए पूरी बाजू की कमीज और पतलून या ऐसी पोशाक पहनना बेहतर है जिसमें पूरा बदन ढँका रहे। हर कोई यदि इन छोटी-छोटी बातों को ध्यान में रखे, तो डेंगू पर नियंत्रण पाया जा सकता है।

मलेरिया

जुलाई से नवंबर के बीच देश का बहुत बड़ा क्षेत्र मलेरिया से प्रताड़ित रहता है। तापमान की अनुकूलता और हवा की नमी ऐसी परिस्थितियाँ पैदा कर देती हैं कि वह परजीवी भी जिंदा रहता है जिससे मलेरिया होता है और उसे फैलानेवाले मादा एनोफिलिस मच्छर की उम्र भी बढ़ जाती है। भुगतना पड़ता है बेचारे आदमी को जो उमस-भरे मौसम में भी दाँत किटकिटाने के लिए मजबूर हो जाता है। जाड़ा लगकर बुखार चढ़ना मलेरिया का चिर-परिचित लक्षण है, लेकिन हर किसी को कँपकँपी हो, यह जरूरी नहीं। बिना टूटे लगातार रहनेवाला बुखार भी कभी-कभी मलेरिया हो सकता है।

आदमी को मलेरिया कब और कैसे होता है ?

मलेरिया प्लाज़्मोडियम नामक परजीवी से होनेवाला ज्वर है। इस परजीवी की 125 से अधिक जातियाँ पहचान में आ चुकी हैं। इनमें से अधिकांश चिड़ियों को संक्रमित करती हैं। अन्य जातियाँ बंदर, साँप, छिपकली और कछुओं में पाई जाती हैं। यह परजीवी घोड़ों, हाथियों और मांसाहारी पशुओं में भी पाया जाता है। मनुष्य में इसकी चार जातियाँ ही ज्वरकारी हैं—प्लाज़्मोडियम वायवैक्स, प्लाज़्मोडियम फैल्सीपैरम, प्लाज़्मोडियम मलेरी और प्लाज़्मोडियम ओवेल।

यह परजीवी एनोफिलिस वंश के मच्छरों की मादाओं द्वारा फैलाया जाता है। मादा मच्छर जब मनुष्य को काटती है तब उसकी लारग्रंथि से मलेरिया परजीवी के बीजाणु (स्पोरोजाइट) मानव शरीर में पहुँच जाते हैं और रक्त में प्रवाह करते हुए मनुष्य के जिगर में पहुँच

मच्छर के भीतर परजीवी का जीवन-चक्र

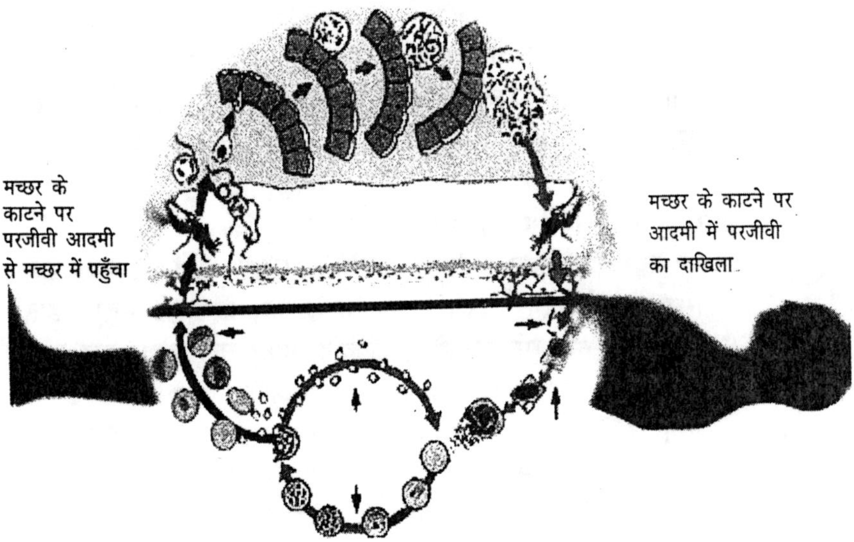

जाते हैं। यहाँ पर ये जिगर की कोशिकाओं में पलते-बढ़ते हैं और विभाजन क्रिया से गुजर कर खंडजाणु (मीरोजॉइट) बनाते हैं। फिर ये खंडजाणु रक्त परिसंचरण में आकर लाल रक्त कणिकाओं में घुस जाते हैं। उनके बढ़ने से लाल रक्त कणिकाएँ टूटती हैं और ज्वर पैदा हो जाता है।

यह एक तरह का चक्र है। परजीवी को पाल रहा मच्छर आदमी को रोग देता है और आदमी के मलेरिया-पीड़ित होने पर उसका खून चूसते समय खुद परजीवी को अपने भीतर चूस लेता है। परजीवी अपने जीवन-चक्र का एक हिस्सा आदमी में पूरा करता है, दूसरा मादा मच्छर के पेट में। मच्छर से आदमी, आदमी से मच्छर और मच्छर से आदमी का यह चक्र सृष्टि का एक खेल है जिसे आदमी जीतने की कोशिश में लगा है।

यह ज्वर जुलाई से नवंबर के महीनों में ही क्यों अधिक होता है ?

मलेरिया परजीवी को जिंदा रहने के लिए एक खास तापमान की जरूरत होती है। इसी तरह मादा एनोफिलिस को भी पलने-बढ़ने के लिए खास परिस्थितियाँ चाहिए होती हैं। 20^0 से 30^0 सेल्सियस का तापमान और इन महीनों में वायुमंडल की उच्च आर्द्रता (नमी) दोनों को खूब रुचती है। ये परिस्थितियाँ मादा मच्छर की उम्र बढ़ा देती हैं। इससे परजीवी आसानी से मादा मच्छर में अपना जीवन-चक्र पूरा कर लेता है और मनुष्य में पहुँच ज्वर पैदा कर देता है।

मलेरिया ज्वर के विशेष लक्षण क्या हैं ?

यह ज्वर टूट-टूटकर आता है। इसके तीन चरण होते हैं। पहले-पहल सिर में दर्द होता है, जी मिचलाता है और कमजोरी मालूम होती है। इसके एक घंटे के भीतर कँपकँपी देकर तेज बुखार चढ़ जाता है। यह प्रथम चरण पंद्रह मिनट से एक घंटे का होता है। फिर गर्मी लगने लगती है। सिर का दर्द बना रहता है पर मितली की अनुभूति कम होती जाती है। यह दूसरा चरण दो से छह घंटे का होता है। तीसरे चरण में रोगी को जोरों का पसीना आता है और उसका बुखार उतर जाता है। इससे मरीज राहत महसूस करता है और उसे नींद आ जाती है। यह चरण दो से चार घंटे का होता है।

परजीवी किस जाति का है और रोगी के शरीर में उसकी कौन-कौन सी पीढ़ियाँ विकास के किस दौर में हैं, इसके मुताबिक ये तीनों चरण बार-बार दोहराए जाते हैं। कई बार ये आपस में इतने घुल-मिल जाते हैं कि पता ही नहीं चलता कब पहला चरण पूरा हुआ और कब दूसरा शुरू। ऐसे में बुखार लगातार बना रह सकता है, बीच-बीच में टूटता नहीं। ज्वर प्लाज़्मोडियम फैल्सीपैरम परजीवी से हुआ हो, तब भी मलेरिया के चिर-परिचित लक्षण नजर नहीं आते। इसमें सिर में तेज दर्द होता है, मितली और कै होती है और कई बार तरह-तरह की प्राणलेवा पेचीदगियाँ उत्पन्न हो जाती हैं। परजीवी के झुंड मस्तिष्क, गुर्दों, आँत और जिगर पर तेज धावा बोल देते हैं जिससे रोगी की हालत तेजी से बिगड़ती जाती है। पूरी डॉक्टरी कोशिशें नाकामयाब हो जाती हैं और

कई रोगी दुनिया से कूच कर जाते हैं।

यह कैसे पता चलता है कि अमुक मामला मलेरिया का है ?

ज्वर शास्त्रीय रूप में प्रगट हो तो कोई भी आसानी से पहचान सकता है। लेकिन ज्वर होते हुए यदि खून की जाँच करा ली जाए तो डॉक्टर परजीवी की जाति भी जान सकते हैं।

क्या खून की जाँच पर परजीवी के न दिखने से यह स्पष्ट हो जाता है कि मलेरिया नहीं है ?

नहीं, कुछ मामलों में परजीवी इतनी संख्या में नहीं होते कि दिखाई दें। ऐसे में क्लीनिकल परीक्षण के आधार पर ही दवा दी जाती है।

मलेरिया के इलाज में कौन-कौन सी दवाएँ प्रभावकारी हैं ?

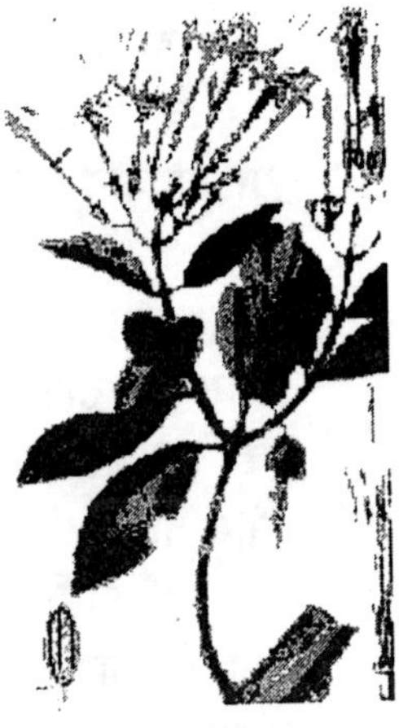

सिंकाना का पौधा जिससे कुनैन प्राप्त की जाती है

कुनैन मलेरिया की सबसे पुरानी दवा है। जरूरत पड़ने पर यह आज भी दी जाती है। लेकिन उसकी सबसे बड़ी सीमा इसके पार्श्व प्रभाव (साइड-इफैक्ट) हैं। इस कारण इसका प्रयोग सिर्फ तभी किया जाता है जब अन्य मलेरियारोधक दवाएँ असरदायक साबित नहीं होतीं।

सामान्यतया क्लोरोक्वीन ही काम में लाई जाती है। इसकी खुराक अलग-अलग उम्र पर अलग-अलग होती है। डॉक्टर जैसे इसे लेने की सलाह दे, इसे ठीक उसी तरह लेना चाहिए। यह दवा पेट में तीव्र शोथ, मितली और कै पैदा कर सकती है। पर इसे कुछ खाकर लिया जाए तो परेशानी कम होती है। दवा लेने से पहले ठंडा दूध या आइसक्रीम लेना अच्छा रहता है। यह दवा अगले दो दिन भी लेनी होती है ताकि भीतर छिपे परजीवी पूरी तरह मर सकें। पर कुछ क्षेत्रों में मलेरिया परजीवी की

संरचना इतनी बदल गई है कि क्लोरोक्वीन उस पर असर नहीं करती। वहाँ अन्य मलेरियारोधक दवाएँ जैसे सल्फाडॉक्सिन-पायरा-मेथामिन (फेंसीडार), सल्फालेन-पायरामेथामिन (मेटाकेलफिन), मेफलोक्वीन, आर्टिस्यूनिट, आर्टिमिथर काम में लाई जाती हैं।

ठीक दवा मिल जाए तो ज्वर शीघ्र नियंत्रण में आ जाता है। लेकिन रोगी को पूरे आराम, शांत वातावरण और पूरी देखभाल की जरूरत होती है।

कई बार यह ज्वर कुछ ही दिनों बाद फिर से हो जाता है, ऐसा क्यों होता है ?

मलेरिया परजीवी अगर जिगर में दुबके रह जाएँ तो ये थोड़े ही समय में विभाजन-क्रिया द्वारा फिर से बढ़ जाते हैं और रक्त-परिसंचरण में पहुँच कर ज्वर पैदा कर देते हैं। ज्वर की इस पुनरावृत्ति से बचने के दो उपाय हैं। पहला यह कि कुछ महीनों के लिए हर हफ्ते नियम से मलेरियारोधक गोलियाँ ली जाएँ। दूसरा यह कि परजीवी को जड़ से नष्ट करने के लिए डॉक्टरी सलाह से प्राइमाक्वीन की गोलियाँ ली जाएँ।

मलेरिया से बचाव के लिए क्या उपाय किए जा सकते हैं ?

आसपास साफ-सफाई रखें ताकि मच्छर कम-से-कम हों। मच्छरों से बचने के लिए या तो मच्छरदानी में सोएँ या सोने से पहले बदन पर नीम का तेल या ओडोमॉस जैसी मच्छर दूर भगानेवाली क्रीम लगाएँ या नीम की टिकिया जलाकर रखें ताकि मच्छर पास नहीं फटकें। रोग की रोकथाम के लिए मलेरिया का शुबहा होने पर उसका तत्काल उपचार कराएँ। इससे परजीवी का चक्र टूटता है।

क्या मलेरिया से बचाव करने के लिए कोई टीका नहीं है ?

इस ओर लगातार कोशिशें जारी हैं। प्रायोगिक स्तर पर कुछ कामयाबी भी मिली है, लेकिन ऐसा कोई टीका नहीं बना जो इतना विश्वसनीय हो कि उसे सार्वजनिक रूप से उपलब्ध कराया जा सके।

तपेदिक

(ट्यूबरक्यूलोसिस, टी.बी., क्षय रोग, यक्ष्मा, कन्सम्पशन)

तपेदिक का इतिहास हजारों साल पुराना है। ऋग्वेद के अष्टम अध्याय के 161वें सूत्र के पहले श्लोक में इसका उल्लेख करते हुए कहा गया है : "रोगी, यज्ञ-सामग्री के द्वारा मैं तुम्हें राजयक्ष्मा से छुड़ाता हूँ, इससे तुम्हारे जीवन की रक्षा होगी..."। पुराणों, अथर्ववेद और चरक-संहिता में भी इसके लक्षणों और उपचार का समयानुरूप वर्णन है। चरक ने इसे असाध्य रोग कहा है और सलाह दी है कि रोगी को एक स्वस्थ दुधारू बकरी के साथ जंगल की स्वच्छ हवा में भेज दिया जाए।

18वीं सदी तक ब्रिटेन और दूसरे यूरोपीय देशों में भी तपेदिक एक महारोग बना हुआ था। सुविख्यात कवि जॉन बनयन ने इसे सत्रहवीं सदी में मौत का सरगना होने की पदवी दी। मध्यकालीन यूरोप में यह मृत्यु को पाने का रोमांटिक और फैशनेबुल रास्ता समझा जाता रहा।

तपेदिक के विरुद्ध पहली सक्षम दवाएँ सन् 1944, 1946 और 1952 में ईजाद की गईं। आज यह रोग लगभग पूरी तरह साध्य है, फिर भी लोग इसके दुस्साध्य इतिहास के आतंक से मुक्त नहीं हो सके हैं। बिना इलाज यह आज भी यम का मीत है।

तपेदिक क्या है ?

तपेदिक एक संक्रामक रोग है। यह मुख्यतः फेफड़ों में होता है और माइकोबैक्टीरिया ट्यूबरक्यूलोसिस बैक्टीरिया से उपजता है। कुछ मामलों में यह व्याधि माइकोबैक्टीरिया परिवार के कुछ दूसरे सदस्यों से भी होती है।

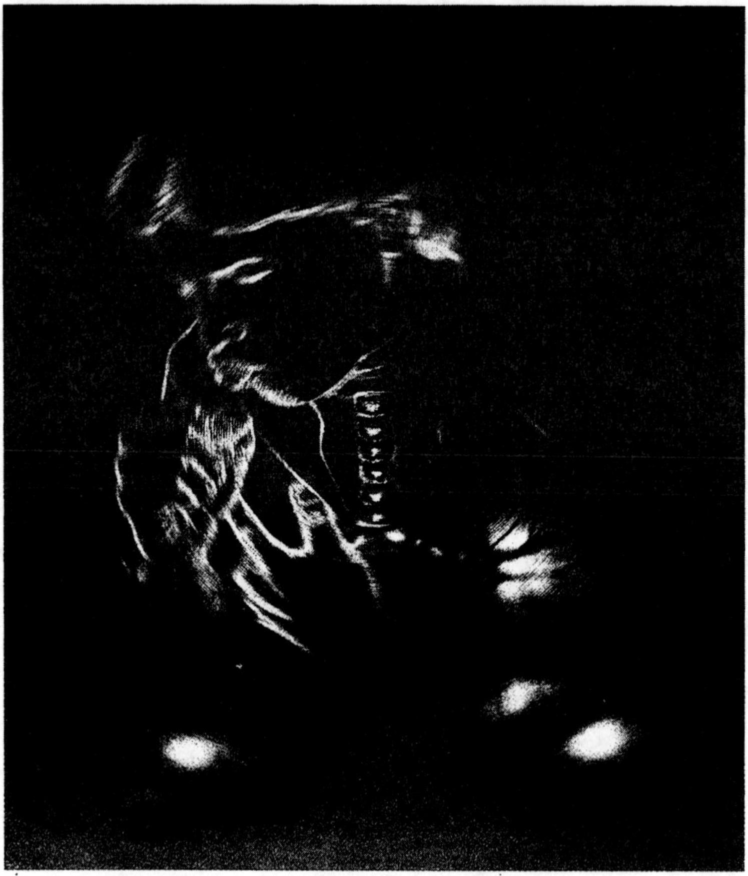

यह व्याधि कैसे उत्पन्न होती है ?

तपेदिक के बढ़े हुए मामलों में रोगी के फेफड़ों में बड़े-बड़े जख्म बन जाते हैं। यदि रोगी इलाज न ले रहा हो, तो इन जख्मों में लाखों-अरबों की संख्या में माइकोबैक्टीरिया भरे रहते हैं। रोगी जब खाँसता, छींकता या साँस छोड़ता है, तो उसकी छाती से कुछ माइकोबैक्टीरिया वातावरण में आ जाते हैं। जो कोई इस वातावरण में साँस लेता है, माइकोबैक्टीरिया उसके फेफड़ों में पहुँच जाते हैं। इसके आगे का घटना-क्रम हर व्यक्ति की अपनी शारीरिक ताकत

पर निर्भर करता है।

यदि उसकी रोग-प्रतिरोधक सेना ताकतवर होती है, तो वह माइकोबैक्टीरिया को चबा जाती है और व्यक्ति रोग से साफ बच जाता है। कुछ व्यक्तियों में माइकोबैक्टीरिया की मात तो हो जाती है, पर वे नजर बचाकर शरीर में इधर-उधर छुप जाते हैं। जैसे ही परिस्थितियाँ उनके अनुकूल बनती हैं, ये फिर से उग्र हो उठते हैं और रोग पैदा कर देते हैं।

पाँच से दस प्रतिशत मामलों में जीत माइकोबैक्टीरिया की ही होती है और उनकी पहली पैठ रोगकारी सिद्ध होती है।

तो क्या तपेदिक जादू-टोने, भूत-प्रेत से कोई संबंध नहीं रखता ?

बिलकुल नहीं। जर्मन डॉक्टर रॉबर्ट कॉक ने सन् 1882 में ही यह साबित कर दिया था कि तपेदिक संक्रामक रोग है और माइकोबैक्टीरिया से होता है।

क्या कुछ परिवारों में यह व्याधि आनुवंशिक भी होती है ?

नहीं। यद्यपि किसी-किसी परिवार में कई सदस्य एक साथ या अलग-अलग समय पर रोग को भुगतते हैं, यह इसका कतई सूचक नहीं है कि तपेदिक आनुवंशिक रोग है। यह मात्र इसकी संक्रामकता दर्शाता है। परिवार में किसी एक के तपेदिक-पीड़ित होने पर उसके संक्रमण से दूसरों को रोग होने का जोखिम स्वाभाविक रूप से बढ़ जाता है।

तपेदिक किस उम्र का रोग है ?

यह व्याधि क़िसी भी उम्र में हो सकती है। बच्चे, किशोर, वयस्क, मध्यमवय और वृद्ध—सभी इससे पीड़ित हो सकते हैं।

क्या तपेदिक शरीर के अन्य अंगों में भी हो सकती है ?

यद्यपि सबसे अधिक मामले फेफड़े की तपेदिक के होते हैं, लेकिन यह व्याधि शरीर के लगभग हर किसी अंग को पीड़ित कर सकती है। हड्डियाँ, जोड़, आँतें, लसीका पर्व (लिम्फ नोड) बहुतों में इससे

ग्रस्त हो जाते हैं, पर मस्तिष्क, मस्तिष्क की झिल्ली, उदर, जिगर, तिल्ली, गुर्दे, त्वचा, शरीर का कोई भी अंग तपेदिक से रुग्ण हो सकता है। फेफड़ों, दिल और उदर की झिल्ली में यह शोथ हो जाए, तो उनमें पानी भर जाता है।

तपेदिक जनन-अंगों को भी पीड़ित कर सकती है। स्त्रियों में डिंब ग्रंथियाँ, डिंबवाही नलियाँ और गर्भाशय में यह व्याधि हो सकती है जिससे स्त्री अपनी प्रजनन-क्षमता गँवा सकती है। पुरुषों में भी अंड-ग्रंथियाँ और जनन-प्रणाली के दूसरे अंग तपेदिक से पीड़ित हो सकते हैं।

तपेदिक हो जाने पर इसका पता कैसे चलता है ?

पहला शक अक्सर लक्षणों के आधार पर ही बनता है : शाम को हलका 99^0 से 100^0 फारेनहाइट का बुखार हो जाना, काम में जी न लगना, भूख का अचानक मर जाना, वजन का लगातार घटते जाना, चार हफ्तों से अधिक बिना किसी दूसरे कारण के खाँसी होना, खाँसी में खून आना, गर्दन में गाँठें बन जाना और साधारण ऐंटिबॉयटिक दवा से ठीक न होना, आँतों में रुकावट आ जाना जैसे विविध लक्षण तपेदिक की संभावना जगाते हैं। कुछ मरीजों में सामान्य शारीरिक जाँच-परीक्षण के दौरान भी रोग के होने के संकेत मिलते हैं।

ऐसे में क्या-क्या जाँच की जाती है ?

कुछ बातें तो रोगी की शारीरिक जाँच से ही स्पष्ट हो जाती हैं। फिर जैसे जो संभावना बनती है, उसके आधार पर टेस्ट किए जाते हैं। फेफड़ों की तपेदिक की संभावना दिखती है तो छाती का एक्स-रे लिया जाता है, थूक-बलगम की जाँच की जाती है, खून की जाँच की जाती है। गर्दन में गाँठे हों, तो सुई डालकर भीतर से ऊतक का नमूना लिया जाता है और जाँच के लिए भेजा जाता है। छाती या उदर में पानी भर जाए, तो उसे सुई

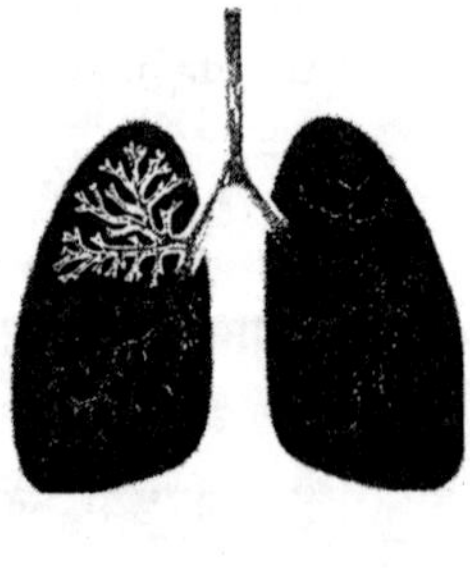

से निकालकर उसकी जाँच की जाती है। इसी प्रकार आँतों की टी. बी. का शक होने पर बेरियम एक्स-रे; मस्तिष्क की टी. बी. की संभावना होने पर सी. टी. स्कैन; उदर और जनन-प्रणाली की जाँच के लिए अल्ट्रासाउंड; रीढ़ की जाँच के लिए एक्स-रे, सी.टी. स्कैन और एम.आर.आई.—यह जाँच-परीक्षण का सिलसिला इतना जटिल है कि इसका फैसला डॉक्टर पर ही छोड़ देना चाहिए।

कुछ पेचीदा मामलों में हर जाँच के बाद भी मामला सुलट नहीं पाता और मात्र अनुमान के आधार पर ही रोगी की सहमति से तपेदिकरोधी दवाएँ चलाकर आँकना पड़ता है कि उसकी तकलीफ में आराम आ रहा है या नहीं।

निदान में माण्टू टेस्ट कितना उपयोगी है ?

उसकी भूमिका सीमित ही होती है। उसके पॉजिटिव होने से यही पता चलता है कि शरीर में माइकोबैक्टीरिया की पैठ है, लेकिन यह पुष्टि नहीं होती कि रोग सक्रिय है और दवा करने की जरूरत है या नहीं।

जिन्हें बी.सी.जी. का टीका लगा होता है, उनमें इस टेस्ट का महत्त्व भी नहीं रह जाता, चूँकि बी.सी.जी. लगे होने पर टेस्ट बिना संक्रमण के भी पॉजिटिव हो सकता है।

सुनते हैं कि तपेदिक का इलाज बहुत लंबा चलता है ! ये दवाएँ कितने समय तक लेनी होती हैं ?

यह इस पर निर्भर करता है कि इलाज में कौन-कौन सी और कितनी दवाएँ दी जाती हैं। शुरू में यदि दो महीने तक चार दवाएँ : आई.एन.एच., रिफेम्पीसीन, इथेमब्यूटोल और पायराजायनामाइड चलती रहें, तो अगले चार महीने सिर्फ आई. एन. एच. और रिफेम्पीसीन देकर इलाज पूरा किया जा सकता है। पर दूसरे कई विकल्प भी हैं, जिनमें इलाज एक से डेढ़ साल भी चलता है।

क्या ये दवाएँ नुकसान नहीं करतीं ?

कर सकती हैं, पर सावधानी बरती जाए और मुश्किल आने पर डॉक्टर

से राय लेने पर कोई विरला ही मामला ऐसा होता है जो इलाज पूरा नहीं कर पाता। जरूरी होने पर दवाएँ बदली भी जा सकती हैं।

क्या लक्षणमुक्त होने पर दवा छोड़ देने से कोई नुकसान हो सकता है ?

लक्षणों में आराम तो कुछ हफ्तों बाद ही आ जाता है, लेकिन इस समय दवा बंद करना सरासर गलत है। माइकोबैक्टीरिया बहुत शातिर होते हैं, जरा-सी छूट मिलते ही ये फिर से बढ़ने लगते हैं और दुबारा रोग पैदा कर देते हैं। इस बीच कई बार ये अपनी संरचना इतनी बदल लेते हैं कि पहले काम करती रही दवाएँ उन पर अब असर नहीं कर पातीं। तब इन दुस्साध्य (रजिस्टेंट) नस्ल के माइकोबैक्टीरिया को पस्त करने के लिए महँगी तपेदिकरोधी दवाओं की शरण में जाना पड़ता है। कुछ मामलों में कोई दवा काम नहीं करती और रोग प्राणलेवा बन जाता है।

क्या गर्भवती और स्तनपान करा रही माताएँ भी तपेदिकरोधी दवाएँ लेती रह सकती हैं ?

हाँ, लेकिन ऐसी महिलाओं को अपने गर्भवती होने या शिशु को स्तनपान कराने की जानकारी डॉक्टर को जरूर दे देनी चाहिए।

क्या यह इलाज अस्पताल या सेनेटोरियम में भर्ती करके किया जाता है ?

बिलकुल नहीं, यह पूरा इलाज घर पर ही किया जा सकता है। भर्ती करने की जरूरत सिर्फ उन मरीजों में होती है जिनका रोग बहुत बिगड़ चुका होता है। उनमें भी स्थिति में सुधार आने के बाद मरीज को घर भेज दिया जाता है जहाँ उसकी दवा चलती रहती है।

इससे तो रोग उसके परिवारजनों में फैल सकता है ?

यह संभावना सिर्फ कुछ ही मामलों में होती है जिनके थूक-बलगम में माइकोबैक्टीरिया बहुत संख्या में मौजूद होते हैं। इन मरीजों में भी दवा शुरू करने के अड़तालीस घंटे बाद ही बैक्टीरिया नब्बे प्रतिशत तक घट जाते हैं और दो हफ्ते पूरे होते-होते उनकी संक्रामकता बिलकुल

खत्म हो जाती है। खतरा तो तब होता है जब कोई दवा न ले और उसके फेफड़ों में टी.बी. के खुले जख्म हों।

क्या तपेदिक के रोगी के बरतन और व्यक्तिगत चीजों की कुछ खास सँभाल करनी होती है ?

नहीं, इनसे रोग नहीं फैलता। इसीलिए न तो इन्हें अलग रखना जरूरी है, न खास ढंग से साफ करना ही।

क्या ठीक हो जाने के बाद तपेदिक फिर से भी हो सकती है ?

यह आशंका उन्हीं मामलों में अधिक रहती है जिन्होंने इलाज अधूरा छोड़ दिया होता है। इलाज पूरा लिया जाए, तो फिर से रोग के उभरने (रिलेप्स) की दर सिर्फ एक से दो प्रतिशत है। यह पुनरावृत्ति प्रायः इलाज पूरा होने के पहले या दूसरे साल में ही होती है, अतएव इतने समय तक डॉक्टर की निगरानी में रहना उपयोगी है।

हाँ, जिन लोगों को एड्स हो, उन्हें ताउम्र ही निगरानी में रहना होता है। उनमें तपेदिक कभी भी फिर से उभर सकती है।

क्या एड्स और तपेदिक के बीच भी कोई संबंध है ?

हाँ, एड्स में शरीर की रोग प्रतिरोधक ताकत बिलकुल कमजोर पड़ जाती है जिससे माइकोबैक्टीरिया को बढ़ने की पूरी छूट मिल जाती है। इसीलिए तपेदिक एड्स-पीड़ितों के लिए मृत्यु का बहुत बड़ा कारण है।

तपेदिक से बचाव के लिए जन्म के कुछ दिनों बाद ही बी.सी.जी. का टीका ले लिया जाता है, फिर भी यह धरती पर इतने व्यापक रूप से फैली है। ऐसा क्यों ?

बी.सी.जी. तपेदिक के फैलाव को रोक पाने में बहुत समर्थ नहीं है। उसकी उपयोगिता रोग की गंभीरता बाँधे रखने में है। यह बच्चों को मस्तिष्क की तपेदिक और पूरे शरीर में फैल जानेवाली मिलयरी टी.बी. से बचाती है।

एड्स

(एक्वायर्ड इम्यूनो डेफिशिऐंसी सिंड्रोम)

व्यास में एक मिलीमीटर के दस हजारवें हिस्से जितना पिद्दी-सा वायरस है एच.आई.वी., लेकिन इसका आतंक आज सारी दुनिया में फैला है। किसी के शरीर में एक बार पैठ कर ले तो जीना नरक हो जाता है। भीतर टाइम बम की तरह टिक-टिक करता यह वायरस अपना समय लेकर एड्स के रूप में विस्फोटित होता है और शरीर के चिथड़े-चिथड़े कर देता है। इससे खुद को बचाए रखना ही इसे शिकस्त देने का एक अकेला तरीका है।

एड्स क्या है ?

यह एक वायरसजन्य रोग है, जिसकी बाबत पहली जानकारी एटलांटा, अमेरिका के सेंटर फॉर डिज़ीज कंट्रोल के वैज्ञानिकों ने सन् 1981 में दी थी। इसमें आदमी की रोगों से लड़ने की सामान्य ताकत नष्ट हो जाती है। जरा-जरा से सूक्ष्मजीवी शरीर में जब चाहे तब पैठ कर लेते हैं और उनसे ग्रसित शरीर तेजी से गलता जाता है। वायरस की यह मार प्राण छूटने तक कायम रहती है और उसी के प्रकोप से रोगी को कुछ खास किस्म के असाधारण कैंसर हो जाते हैं।

खास बात यह है कि वैज्ञानिक समुदाय के निरंतर प्रयासों के बावजूद अब तक कोई ऐसी दवा नहीं खोजी जा सकी है जो इस रोग को दूर कर सके।

यह रोग किस वायरस से होता है ?

एड्स ह्यूमन इम्यूनो-डेफिशिऐंसी वायरस (एच.आई.वी.) से होता

है। इस वायरस की एक बड़ी विशेषता यह है कि शरीर में पैठ करने के बाद भी यह सालोंसाल कुंभकर्ण की नींद सोया रह सकता है और किसी भी पल जागकर सक्रिय हो जाता है। इसकी सबसे बड़ी धूर्तता यह है कि यह मानव टी-लिम्फोसाइटस की उन सैन्य कोशिकाओं (टी-4 हेल्पर सेल) को ही मार डालता है, जो हमें तरह-तरह के रोगों से बचाती हैं।

अब तक वायरस की दो किस्में पहचानी जा चुकी हैं : एच. आई. वी.-1 और एच.आई.वी.-2। एच.आई.वी.-1 सारी दुनिया में फैला हुआ है, जबकि एच.आई.वी.-2 का गढ़ पश्चिमी अफ्रीका है।

यह वायरस आदमी के शरीर में कैसे पहुँचता है ?

किसी एच.आई.वी.-संक्रमित व्यक्ति के साथ यौन संबंध वायरस के फैलने का सबसे बड़ा कारण है। जो व्यक्ति कई लोगों के साथ यौन संबंध रखते हैं, उन्हें यह संक्रमण होने का सबसे अधिक खतरा रहता है। यौन संबंधों में स्वच्छंदता समाज के कुछ तबकों में फैशनेबुल चाहे समझी जाए, लेकिन एड्स की आवृत्ति होने के बाद अब आग से खेलने के समान है।

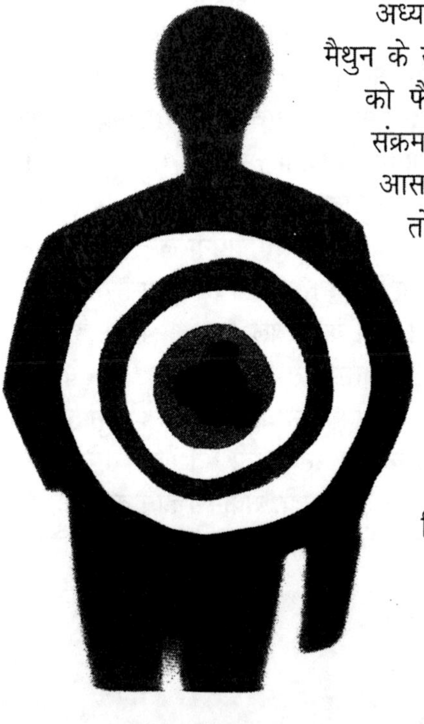

अध्ययनों में पाया गया है कि लैंगिक मैथुन के साथ-साथ मुख-मैथुन भी वायरस को फैला सकता है। स्त्रियों को यह संक्रमण पुरुषों की तुलना में अधिक आसानी से हो जाता है क्योंकि एक तो वीर्य में वायरस बहुत बड़ी संख्या में होते हैं, दूसरा योनि का कुल क्षेत्रफल पुरुष-जननांग से कहीं अधिक होता है। मासिक स्राव के दिनों में स्त्री के लिए संक्रमण का डर सबसे अधिक होता है। इसी तरह किशोर अवस्था और प्रौढ़ अवस्था

की उम्र भी अधिक नाजुक होती है, क्योंकि इनमें योनि की भीतरी सतह कम मजबूत होती है।

लैंगिक मैथुन की तुलना में गुदा-मैथुन अधिक खतरनाक है। इसमें संक्रमण की आशंका सबसे प्रबल होती है। यही कारण है कि समलैंगिक पुरुषों में एड्स के मामले अधिक हो रहे हैं।

दुनिया का सबसे पुराना पेशा वेश्यावृत्ति भी एड्स के आने के बाद मुश्किल में पड़ गया है। मुंबई और देश के कुछ दूसरे शहरों की यौन-कर्मियों पर हुए अध्ययनों में उनके बड़ी संख्या में एच.आई. वी.-संक्रमित होने की पुष्टि हुई है।

स्पष्ट है, प्रकृति भी मनुष्य से हंसों के जोड़े की तरह की जीवन-अनुबंधता चाहती है। कई पुरुष और स्त्रियाँ विवाहित होने के बावजूद अपनी यौन जरूरतें पूरी करने के लिए विवाह के समय लिया वचन तोड़ देते हैं। यह कर न सिर्फ वे अपने से नाइंसाफी करते हैं, बल्कि अपने जीवनसाथी को भी मौत के कुएँ में धकेल देते हैं।

नशा करनेवालों में भी एड्स के मामले बहुतायत में होते हैं। इसका कारण वह सुई होती है, जिसे वे बेझिझक एक-दूसरे से बाँट लेते हैं। समूह में किसी एक के भी एच.आई.वी.-संक्रमित होने पर सभी को यह संक्रमण हो सकता है। उनका यौन व्यवहार भी उन्हें एच.आई.वी. से पीड़ित करा सकता है।

इस देश में खून की खरीद-फरोख्त भी एच. आई. वी. संक्रमण का एक बड़ा कारण है। लोग अपने प्रियजनों के लिए भी खून देने से बचते फिरते हैं और भाड़े के रक्तदाताओं से खून लेने की फिराक में रहते हैं। ये पेशेवर लोग, जो चंद पैसों के लिए अपना खून बेचते फिरते हैं, इस विश्वास के लायक नहीं होते। अपने चाल-चलन के कारण उनके एच.आई.वी. से पीड़ित होने की प्रबल आशंका होती है। इस बड़े खतरे के बावजूद लोग ऐसे समझौते कर लेते हैं ! जबकि हर स्वस्थ वयस्क हर तीन महीने पर रक्तदान कर सकता है। भुगतता है बेचारा वह व्यक्ति जिसे खून की जरूरत पड़ती है। जिन रोगियों को बार-बार खून चढ़ता है, उन्हें एच. आई. वी. संक्रमण होने की आशंका उसी अनुपात में बढ़ जाती है। हीमोफीलिया, थैलेसीमिया, एप्लास्टिक

अनीमिया और ब्लड कैंसर के मरीजों को एच. आई. वी. का खतरा सदा बना रहता है। इस जोखिम से बचने का एक ही उपाय है—जो रक्त लिया जाए वह स्वेच्छा से दिया गया हो और उसके एच.आई.वी.-रहित होने की पुष्टि कर ली गई हो।

इंजेक्शन देने और खून का नमूना लेनेवाली सुइयाँ, एक्यूपंक्चर, गोदने और कान भेदने में प्रयोग की जानेवाली सुइयाँ तथा किसी भी और रूप में इस्तेमाल में आनेवाली सुइयाँ एच. आई. वी. से संक्रमित हो सकती हैं और वायरस को फैला सकती हैं।

चिकित्साकर्मी जो दिन-रात रोगियों के खून के संपर्क में आते रहते हैं, सदा इस जोखिम को झेलते हैं। यद्यपि उनके बचाव के लिए सर्जिकल दस्ताने और दूसरी डिस्पोजेबल चीजें बनी हुई हैं पर सच्चाई यह है कि अक्सर ही इन चीजों की उपलब्धता संदिग्ध बनी रहती है और दूसरे कभी-कभी दुर्घटनाएँ भी हो जाती हैं, जिससे उन पर संकट मँडराता रहता है।

एच.आई.वी. गर्भवती माँ से बच्चे में भी जा सकता है और स्तनपान करा रही कोई माँ अगर एच.आई.वी., पीड़ित हो, तो उसके दूध से बच्चे को यह संक्रमण हो सकता है।

क्या किसी एच.आई.वी.-पीड़ित व्यक्ति को छूने, उसके साथ भोजन करने, एक ही हवा में साँस लेने और साथ खेलने, उठने-बैठने से भी वायरस किसी के शरीर में पहुँच सकता है ?

नहीं, यह वायरस दूषित खून, वीर्य, योनि-द्रव्य, दूषित खून से सनी सुइयों और दूसरे शल्य औजारों और माँ से उसके गर्भस्थ या स्तनपान कर रहे शिशु में ही जाने का सामर्थ्य रखता है।

तब क्या नाई का उस्तरा-कैंची भी वायरस को फैला सकते हैं ?

यह संभावना साफ रद्द तो नहीं की जा सकती, लेकिन ऐसा होने का जोखिम बहुत कम है। यों भी अब अधिकतर हज्जाम उस्तरे में डिस्पोजेबल ब्लेड इस्तेमाल करने लगे हैं और अपने औजारों को डेटॉल में धोने लगे हैं, जिससे यह जोखिम न के बराबर रह गया है।

क्या एच.आई.वी. के शरीर में पहुँचने पर तुरंत एड्स हो जाता है ?

नहीं, इसमें कुछ महीनों से लेकर दस साल तक का समय भी लग जाता है। संक्रमण के सात साल के भीतर लगभग पचहत्तर प्रतिशत एच.आई.वी. पॉजीटिव व्यक्ति एड्स के लक्षण दर्शाने लगते हैं। लेकिन इससे पहले उन्हें खुद भी पता नहीं होता कि उन्हें एड्स होनेवाली है। हाँ, एच. आई. वी. के लिए कहीं रक्त-परीक्षण हो जाए तो बात और है। अक्सर जब तक किसी के एच. आई. वी.-संक्रमित या पीड़ित होने का पता चलता है, वह व्यक्ति दूसरे बहुत से लोगों को भी अपना वायरस दे चुका होता है।

यह कैसे पता चलता है कि कोई व्यक्ति एच.आई.वी. से संक्रमित हो चुका है ?

इसकी जाँच रक्त-परीक्षण से ही हो सकती है। पहले 'इलाइजा' टेस्ट किया जाता है और यह यदि पॉजीटिव हो, तो वेस्टर्न ब्लड टेस्ट से उसकी पुष्टि की जाती है।

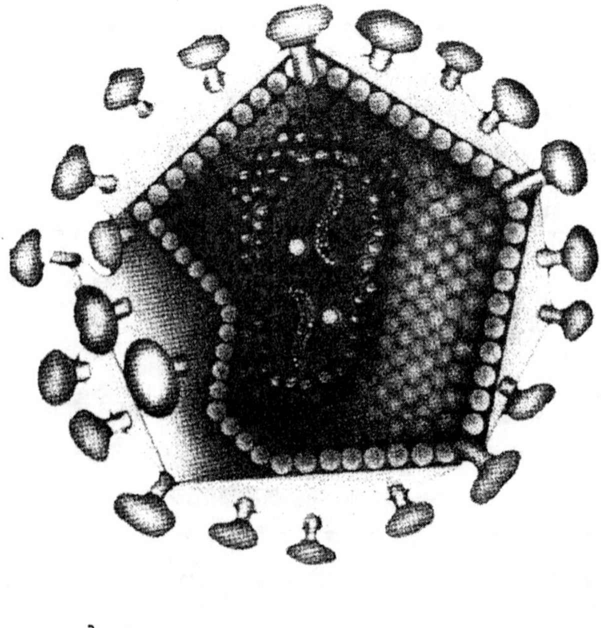

ये टेस्ट कहाँ कराए जा सकते हैं ?

हर बड़े शहर के कुछ चुनिंदा अस्पतालों में यह सुविधा उपलब्ध है। कोई भी व्यक्ति यहाँ जाकर अपनी जाँच करा सकता है। इन केंद्रों में पूरी जानकारी गोपनीय रखी जाती है ताकि व्यक्ति के सामाजिक जीवन पर इसकी कोई आँच न आए।

क्या हर एच. आई. वी. पॉजीटिव व्यक्ति को एड्स होना निश्चित है ?

तकरीबन 75 प्रतिशत को संक्रमण के 10 साल के भीतर यह घातक रोग भुगतना पड़ता है। लेकिन बाकियों पर भी तलवार तो टँगी रहती ही है।

एड्स हो जाने पर क्या-क्या लक्षण दिखाई देते हैं ?

शरीर सूखता जाता है, दस्त और बुखार बराबर ही बने रह सकते हैं, खाँसी हो सकती है, शरीर पर जगह-जगह गाँठें हो सकती हैं, त्वचा पर हरपिज के पीड़ादायक छाले उठ सकते हैं, मुँह और गले में फफूँद उग सकती है, बार-बार निमोनिया हो सकता है, मेननजाइटिस हो सकती है, दिमाग पर असर हो सकता है, टी.बी. हो सकती है और कई प्रकार के संक्रामक रोग तथा कैंसर हो सकती है। शुबहा होने पर एच.आई.वी. की जाँच की जाती है और अगर उसकी पुष्टि हो जाए, तो स्पष्ट हो जाता है कि एड्स हो गई है।

यों अपने में कोई भी लक्षण एड्स का विशेष नहीं होता, उसके दूसरे भी कई कारण हो सकते हैं।

क्या एड्स का कोई इलाज नहीं है ?

फिलहाल कोई ऐसी दवा नहीं है जो एड्स को जीत सके। कोशिशें जारी हैं; कुछ विशेष वायरसरोधी दवाएँ भी निर्मित की गई हैं। लेकिन ये दवाएँ जिनमें ए. जेड. टी. प्रमुख है, सिर्फ चंद साँसें बढ़ा सकती हैं, रोग दूर नहीं कर सकतीं।

हाँ, लक्षणों से लड़ने के लिए और बची हुई जिंदगी को कष्टरहित

बनाने के लिए डॉक्टर हर संभव कोशिश करते हैं, पर अंतिम जीत एड्स की ही होती है।

क्या एड्स के रोगी की देखभाल करना खतरनाक होता है ?

नहीं, सिर्फ यह सतर्कता जरूरी है कि रोगी का खून या कोई दूसरा शारीरिक द्रव्य तीमारदार के सीधे संपर्क में न आने पाए।

परिवारजनों का फर्ज़ है कि इन कठिन घड़ियों में रोगी की दिल से सेवा-सुश्रूषा करें, उसकी भावनाओं का आदर करें और उसके साथ किसी तरह की छुआछूत न करें। मात्र शारीरिक स्पर्श से एच.आई.वी. का संक्रमण कभी नहीं होता।

क्या एड्स की रोकथाम के लिए कोई टीका बन सका है ?

नहीं, यद्यपि दुनिया की कई प्रयोगशालाओं में इस पर कोशिश जारी है।

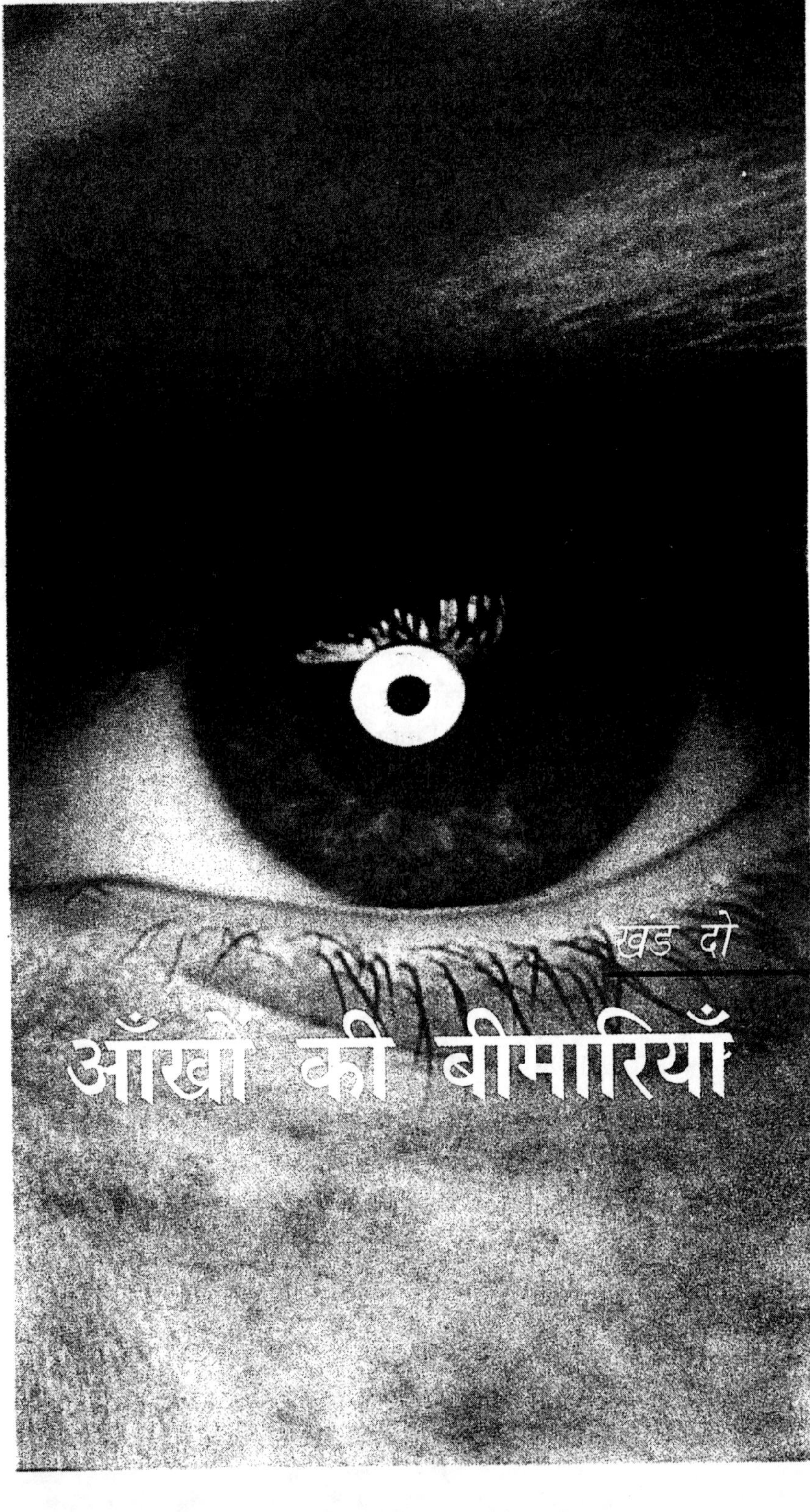

खंड दो

आँखों की बीमारियाँ

दृष्टि के विकार

(मायोपिया, हाइपरमेट्रोपिया, एस्टिग्मेटिज्म, प्रेसबायोपिया)

खूबसूरत आँखों को मोटे-मोटे शीशों में फ्रेम करना भला किसे रुच सकता है। लेकिन विद्यालयीन बच्चों पर हुए अध्ययनों से पता चलता है कि हर दसवें बच्चे को चश्मे की जरूरत है। सबसे आमफहम समस्या मायोपिया की है, जिसमें दूर की चीजें साफ नहीं दिखतीं। पास की नजर की कमजोरी—हाइपरमेट्रोपिया—और दृष्टि का धुँधलापन—एस्टिग्मेटिज्म—भी बड़ी संख्या में होता है। पर बूढ़ी हो रही आँखों पर पढ़ने के लिए चश्मा लगना तो जैसे हर आँख की नियति है।

नजर की कमजोरी कितने तरह की होती है ?

ये चार तरह की होती है : (1) मायोपिया, जिसमें दूर की चीजें साफ नहीं दिखतीं, (2) हाइपरमेट्रोपिया, जिसमें पास की चीजें साफ नहीं नजर आतीं, (3) ऐस्टिग्मेटिज्म, जिसमें हर चीज धुँधली दिखाई देती है, और (4) प्रेसबायोपिया, जो मध्यमवय में आँख की समंजन-क्षमता के कमजोर होने से उत्पन्न होता है और निगाह के बारीक काम करने में दिक्कत देता है।

ये दृष्टि-विकार कैसे उत्पन्न होते हैं ?

आँख का आकार, कुल लंबाई, उसके भीतर के अंगों की स्थिति और इन अंगों की वक्रता में से कोई भी एक चीज गड़बड़ हो जाए, तो आँख ठीक से नहीं देख पाती। ज़रा-सी मिलीमीटर की हेर-फेर ही आँखों को पूरी उम्र के लिए चश्मे का मोहताज बना देती है। ये अवगुण हमें प्रायः

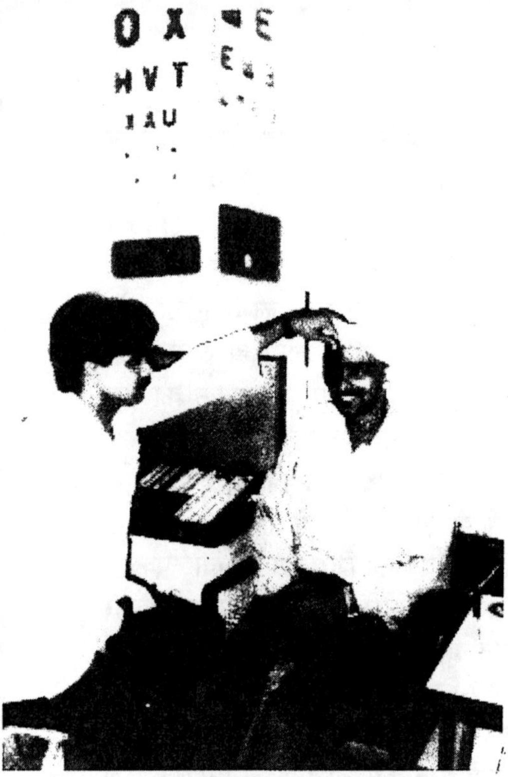

विरासत में मिलते हैं, चूँकि आँख की लंबाई हमारे जीन पर ही निर्भर करती है। यह आम सोच बिलकुल गलत है कि आँखें अधिक पढ़ने-लिखने से कमजोर होती हैं।

आँखें कमजोर होने के क्या लक्षण होते हैं ?

यह विकार पर निर्भर करता है, पर दूर या पास की चीजें साफ न दिखना ही पहला लक्षण होता है। कई बच्चे स्कूल में ब्लैकबोर्ड ठीक से न पढ़ पाने की शिकायत करते हैं। लेकिन बहुतों में विकार की पहचान डॉक्टरी जाँच के समय ही होती है। जरूरत तो है कि कोई तकलीफ न भी हो, तब भी हर बच्चे की स्कूल शुरू करने से पहले और दस वर्ष की उम्र में आँखों की जाँच अनिवार्य रूप से हो।

बाद की उम्र में कुछ अप्रत्यक्ष लक्षण भी नजर के कमजोर होने की ओर इशारा कर सकते हैं। आँखों में तनाव और दर्द महसूस हो, पलक झपकने की गति बढ़ जाए, आँखें बार-बार मलनी पड़ें, निगाह का काम करने के बाद मस्तक में दर्द हो या बार-बार गुहेरी (स्टाई) हो तो आँखों के डॉक्टर के पास जाने में टाल-मटोल न करें।

मायोपिया के बारे में कुछ विस्तार से बताएँगे ?

मायोपिया के लक्षण प्रायः आठ-दस वर्ष की उम्र में प्रकट होते हैं। बच्चा किताब को आँखों के बहुत पास ले जाकर पढ़ता है। टेलीविजन देखने के लिए भी वह उसके बिलकुल पास बैठना चाहता है। उसे

क्लास में ब्लैकबोर्ड ठीक से दिखाई नहीं देता। खुले मैदान में खेले जानेवाले खेलों में उसकी दिलचस्पी कम होने लगती है या बिलकुल नहीं रहती। दूर की चीजें देखनी हों तो वह आँखें भींच कर देखने की कोशिश करता है। उसकी ये सभी मुश्किलें दरअसल दूर की नजर कमजोर होने से पैदा होती हैं। कुछ बच्चे तो बिलकुल अंतर्मुखी और किताबी हो जाते हैं। उन्हें घर से बाहर आना-जाना ही अच्छा नहीं लगता। ऐसे में समझदार माता-पिता या सजग अध्यापक का इस समस्या के सही निदान में महत्त्वपूर्ण योगदान हो सकता है।

ज्यादातर बच्चों में उम्र बढ़ने के साथ-साथ मायोपिया बढ़ता जाता है। यह प्रक्रिया शारीरिक विकास की ही एक कड़ी है, जो सोलह-बीस वर्ष की उम्र में जाकर रुकती है। बारह-पंद्रह वर्ष की जिस उम्र में लंबाई एकदम से बढ़ती है, मायोपिया में भी तेज वृद्धि देखी जा सकती है। यह देखकर माता-पिता को बिलकुल परेशान नहीं होना चाहिए। हाँ, बच्चे की आँखें जरूर समय-समय पर कुशल नेत्र-चिकित्सक से दिखवाते रहें। चश्मे के शीशे नए नंबर के मुताबिक बदलवाने में भी जरा देर न करें।

ज्यादा सतर्कता उन मामलों में बरतनी पड़ती है, जिन्हें पैथोलॉजिकल मायोपिया होता है। यह विकार चार-पाँच वर्ष की छोटी उम्र में शुरू होकर पच्चीस वर्ष की उम्र तक बढ़ता है। इसमें चश्मे का नंबर बढ़ते-बढ़ते पंद्रह से पच्चीस डायोप्टर्स तक पहुँच सकता है। इस विकार में आँख का पर्दा कमजोर हो जाता है और दृष्टि-क्षेत्र सिमट जाता है। आँख के इस रोग में व्यवसाय का चयन सोच-समझ कर करना चाहिए, ताकि भविष्य में कोई परेशानी न आए।

और, हाइपरमेट्रोपिया में क्या होता है ?

हाइपरमेट्रोपिया में न पास की नजर सामान्य होती है और न दूर की, लेकिन ज्यादा परेशानी नजरें गड़ा कर किए जानेवाले काम में होती है। इन कार्यों में आँख की सिलयरी नेत्र-पेशी को तनाव में रहकर काम करना पड़ता है ताकि उससे बँधे प्राकृतिक लेंस का आकार जरूरत के मुताबिक बना रहे। इसी से आँखों में तनाव के लक्षण दृष्टिगत होते हैं, जिनकी चर्चा पहले हो चुकी है।

कमजोर नजर आँख में भेंगापन भी ला सकती है। हाइपरमेट्रोपिया में दुर्बल आँख भीतर की तरफ धँसने लगती है। इसे 'कन्वर्जेंट स्क्विंट' कहा जाता है। इसके विपरीत मायोपिया के होते यदि आँख में भेंगापन आए तो आँख का भटकाव बाहर की तरफ होता है। यह 'डायवर्जेंट स्क्विंट' है। अतः भेंगेपन के हर मामले में नजर की जाँच करना बहुत जरूरी होता है।

क्या ठीक नंबर का चश्मा पहनने से नजर की कमजोरी के साथ भेंगापन भी दूर हो जाता है ?

हाँ, लेकिन यह समस्या की गंभीरता पर भी निर्भर करता है। मसलन दोनों आँखों में यदि तीन डायोप्टर से अधिक का फर्क हो, तो न सिर्फ खराब आँख पर सही नंबर का शीशा जरूरी होता है, बल्कि स्वस्थ आँख को कुछ समय तक ढँककर भी रखना पड़ता है ताकि बिगड़ी हुई आँख को सुधरने का मौका मिल सके। यह इलाज आठ-दस साल की उम्र तक न लिया जाए, फिर तो सौ कोशिशों के बावजूद सोई हुई भेंगी आँख को फिर जगाया नहीं जा सकता।

ऐस्टिग्मेटिज्म के बारे में भी चर्चा हो जाए !

ऐस्टिग्मेटिज्म की समस्या बहुत खास होती है। इसमें आँख की सतह असमतल होती है। एक रेखांश में उसकी वक्रता कुछ होती है, दूसरे रेखांश में कुछ और। इसी वजह से प्रकाश-किरणें आँख में किसी भी एक स्थान पर एकबिंदु (फोकस) नहीं हो पातीं।

इसे कैसे दूर करते हैं ?

विकार के बिलकुल उलट रेखांश के हिसाब से समुचित नंबर का चश्मा देकर, जो आँख की इस असमतलता की भरपाई कर देता है।

चालीस साल पार कर चुकने के बाद आँखों में जो कमजोरी आती है उसके बारे में कुछ बताएँगे ?

उम्र बढ़ने के साथ आँख के प्राकृतिक लेंस की समंजन-क्षमता

(एकोमोडेशन रिफ्लेक्स) कमजोर पड़ जाती है, इसी से पास की निगाह कमजोर हो जाती है। पढ़ने, सुई में धागा पिरोने, निगाह का बारीक काम करने के लिए चश्मे की जरूरत हो जाती है। यह दृष्टि-विकार प्रेसबायोपिया है, जो चालीस-पैंतालीस की उम्र के बाद हर किसी को हो जाता है।

दृष्टि-विकारों को सही करने के आजकल तीन तरीके हैं : चश्मा, कांटेक्ट लेंस और एग्जाइमर लेजर या रेडियल केरेटॉटमी ऑपरेशन से आँख का स्थायी सुधार। इनमें से कौन-सा तरीका सबसे अच्छा है ?

यह फैसला कई चीजों पर निर्भर करेगा, मसलन व्यक्ति की उम्र, उसका विकार, उसकी व्यक्तिगत परिस्थितियाँ और उसका व्यवसाय।

चश्मा और कांटेक्ट लेंस एक ही तरह से काम करते हैं। जो लोग चश्मा नहीं पसंद करते और कांटेक्ट लेंस खरीद कर पहन सकते हैं और उनकी सँभाल करने की भी क्षमता रखते हैं, उनके लिए कांटेक्ट लेंस सबसे उत्तम हैं। लेकिन बच्चे और बूढ़े यदि कांटेक्ट लेंस पहनना चाहें तो उन्हें निश्चित ही मुश्किल होगी। कुछ व्यवसायों जैसे माइनिंग और स्टोन ब्लास्टिंग में भी कांटेक्ट लेंस पहनना ठीक नहीं।

जबकि चश्मे के साथ इस तरह का कोई झंझट नहीं—उसे कोई भी पहन सकता है, कभी भी यह पहना और उतारा जा सकता है।

जहाँ तक एग्जाइमर लेजर या रेडियल केरेटॉटमी का सवाल है, ये तकनीकें आकर्षक जरूर हैं, लेकिन एक तो इनकी कोई गारंटी नहीं कि आगे जीवन में आँख का इसे कराने के बाद क्या हाल रहेगा, दूसरा, कराने के तुरंत बाद साल-छह महीने आँखें चुँधियाने और शाम में ठीक से न दिखने की दिक्कत, तीसरा, इसे कराने के बाद भी जरा-बहुत फर्क रह जाए तो चश्मा तो लगाना ही होंगा और चौथा, विश्वसनीय डॉक्टर की खोज जिसे इस तकनीक में पूरी महारत हासिल हो।

निर्णय लेने से पहले पूरी जानकारी प्राप्त करना और उस पर ठंडे दिमाग से सोचना-विचारना बहुत जरूरी है।

आँख आना

(कंजंक्टिवाइटिस, नेत्रश्लेष्मिकाशोथ)

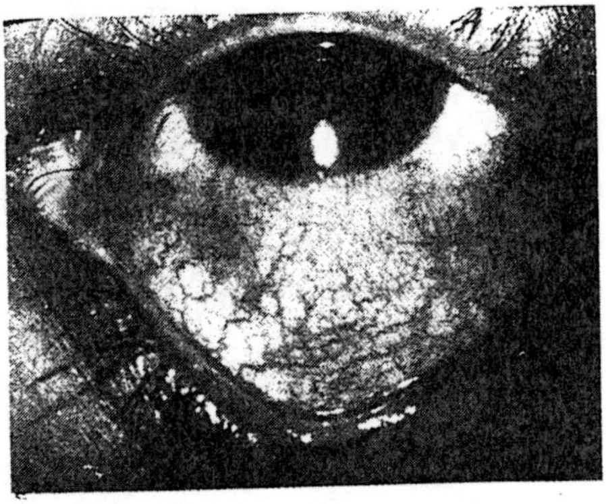

सुर्ख लाल गुलाबी आँखें, उनसे रिसता पानी, सूजी हुई पलकें, उनका चिप-चिपापन और हर तरफ धूप के चश्मे। 'आँख आने' की बात जेहन में आते ही यह चित्र अपने से सामने खिंच आता है। दरअसल कंजंक्टि- वाइटिस एक छुतहा विकार है, जिसमें आँख की बाहरी झिल्ली में वायरस या बैक्टीरिया की पैठ से सूजन पैदा हो जाती है। जिस तेजी से यह संक्रमण लोगों में फैलता है, लगता है कि अगला नंबर अपना ही आनेवाला है। चाहे तकलीफ बमुश्किल कुछ दिनों की होती है, लगता है किसी तरह बचे रहें।

कंजंक्टिवाइटिस कैसे होती है ?

यह एक प्रकार का संक्रामक रोग है जो कई तरह के बैक्टीरिया और वायरस से पैदा होता है। इसमें नेत्रगोलक की सतह पर चढ़ी नेत्रश्लेष्मिका (कंजंक्टाइवा) सूज कर सुर्ख लाल हो जाती है, पलकों में चिपचिपापन आ जाता है और आँखों से पानी रिसता रहता है। छूत का रोग होने के कारण यह बहुत तेजी से फैलता है जिससे पूरे गाँव, कस्बे, शहर का जीवन अस्त-व्यस्त हो जाता है।

इसकी शुरुआत कैसे होती है और इसमें क्या-क्या लक्षण पाए जा सकते हैं ?

कंजंक्टिवाइटिस की शुरुआत अचानक ही होती है। बिलकुल शुरू में एक या दोनों आँखों में जलन होती है और किरकिरापन महसूस होता है। आँखें सुर्ख लाल-गुलाबी हो जाती हैं। पलकों में सूजन आ जाती है। आँखों से पानी की बाढ़ लग जाती है या मवाद आने लगता है। इससे पलकों के बाल आपस में चिपक जाते हैं और उन पर गंदगी जम जाती है, जिससे आँख खोल पाना मुश्किल हो जाता है। अगर सूजन ज्यादा हो, तो आँख दर्द करने लगती है। उसमें खाज होती है और पढ़ पाना या तेज रोशनी में देख पाना मुश्किल हो जाता है। रोग अधिक उग्र हो, तो नेत्रश्लेष्मिका की सूक्ष्म रक्त-वाहिकाओं से रक्तस्राव भी हो सकता है। इस खून के साफ होने में कई दिन लग जाते हैं।

ज्यादातर मामलों में रोग का प्रकोप चौथे-पाँचवें दिन से घटने लगता है, हालाँकि अधिक गंभीर मामलों में मोड़ सातवें-दसवें दिन से आता है।

लेकिन कुछ लोगों में रोग बहुत उग्र होता है और आँख का नुकसान कर जाता है। ऐसा क्यों ?

रोग की उग्रता दो बातों पर निर्भर करती है : एक, कि कंजंक्टिवाइटिस किस वायरस या बैक्टीरिया से हुई है, और दो, कि उसके उपचार के लिए आँख में क्या दवा डाली गई।

गलत-सलत दवाएँ मसलन स्टीरॉयड आई-ड्राप्स डालने से रोग की उग्रता बढ़ सकती है। कंजंक्टिवाइटिस फैलाने वाले कुछ बैक्टीरिया और वायरस भी इतनी उग्र प्रवृत्ति के होते हैं कि तकलीफ अधिक होती है। फिर भी जटिलताएँ अक्सर तभी पैदा होती हैं, जब लापरवाही बरती जाती है।

कंजंक्टिवाइटिस का इलाज क्या है ?

इलाज के लिए डॉक्टरी सलाह लेना जरूरी है। घर में रखी दवाएँ या

किसी दूसरे की आई-ड्रॉप्स कतई इस्तेमाल में न लाएँ। इनके इस्तेमाल से फायदे की बजाय नुकसान हो सकता है।

पहली जरूरत आँखों की सफाई है। समय से आँखें धोते रहने से आँखों में जमा गंदगी धुल जाती है और रोग से जल्दी राहत मिलती है। आँखों को साफ करने की विधि बहुत आसान है। पहले एक बर्तन में गिलास भर पानी लेकर उसे उबाल लें, फिर गुनगुना होने तक ठंडा होने दें। साफ 'स्टराइल' रुई का छोटा पैकेट दवा की दुकान से मँगवा लें। या किसी साफ कपड़े के छोटे-छोटे चार-पाँच टुकड़े बनाकर पानी में उबालें और फिर ठंडा होने दें। हाथ साबुन से धो लें। मरीज को एक करवट इस तरह लेटने को कहें कि स्वस्थ आँख नीचे की तरफ हो। यह आँख पहले धोएँ। आँख में नाकवाले छोर से थोड़ा-थोड़ा कर गुनगुना पानी डालें। इसके लिए रुई का फाहा या कपड़े का उबला हुआ टुकड़ा काम में लाएँ। नीचे की तरफ एक बरतन रख दें ताकि गंदा पानी उसी में गिरे। अब इस आँख के आसपास के क्षेत्र और पलकों को साफ फाहे से पोंछ लें। इसके लिए भी नाक की तरफ से शुरू होकर कान की तरफ जाएँ। बरतन में इकट्ठा हुए पानी को फेंक दें।

अब मरीज को सिर दूसरी तरफ मोड़ने के लिए कहें, ताकि छुतहा आँख नीचे की तरफ हो जाए। यह आँख भी पहले बताई गई विधि से धोएँ। पलकों के बाल कीचड़ के कारण आपस में ज्यादा चिपके हुए हों, तो उन्हें कुछ देर के लिए पानी से गीला करके छोड़ दें। इससे खुरंड ढीले हो जाएँगे और आँख को साफ करना आसान हो जाएगा। यह सावधानी रखें कि हर बार हर क्रिया के लिए अलग रुई का फाहा या कपड़ा इस्तेमाल में लाएँ ताकि छूत एक आँख से दूसरी में न फैले।

आँखों को साफ कर लेने के बाद उनमें डॉक्टर द्वारा बताई गई ऐंटिबॉयटिक आई-ड्राप्स डालें। इसकी बहुत स दवाएँ हैं, सल्फासिटा-माइड सोडियम (एल्बुसिड, ऐंड्रेमाइड, लोक्यूला), नॉरफ्लोक्सासिलिन, सिप्रोफ्लोक्सासिलिन (सिपलोक्स, सिप्रोबिड, सिफ्रान), सायसोमायसीन (ऐंसामायसीन), जेंटामायसीन (बेक्टीजेन, जेंटीसीन, लायरामायसीन), क्लोरेमफेनीकोल (बेनमायस्टिन, पेरेक्सीन, क्लोरोमायस्टिन),

टोबरामायसीन (टोबासीन) आदि दवा की एक-एक बूँद दोनों आँखों में चार-छह घंटे के अंतर पर डालनी होती है। शुरू में दवा को अधिक असरदायक बनाने के लिए डॉक्टर दो-दो घंटे के अंतर से दवा डालने की सलाह भी दे सकता है। दवा डालते समय यह ध्यान रखें कि ड्रॉप्स आँख से छुए नहीं, वरना छूत एक आँख से दूसरी में जा सकती है। दवा डालने से पहले और बाद में हाथ साबुन से धो लें।

वायरस से हुई कंजंक्टिवाइटिस में ऐंटिबॉयटिक आई-ड्रॉप्स का सीमित रोल होता है। उनका इस्तेमाल सिर्फ यह सोचकर किया जाता है कि साथ में कहीं बैक्टीरिया की छूत लगने से मामला और न बिगड़ जाए।

क्या आँख पर चश्मा पहनने से कोई लाभ पहुँचता है ?

हाँ, गहरे रंग के शीशोंवाला चश्मा पहनने से आँखें तेज रोशनी से बच जाती हैं और चौंधियाती नहीं हैं। दूसरा, इससे मिलने-जुलने के

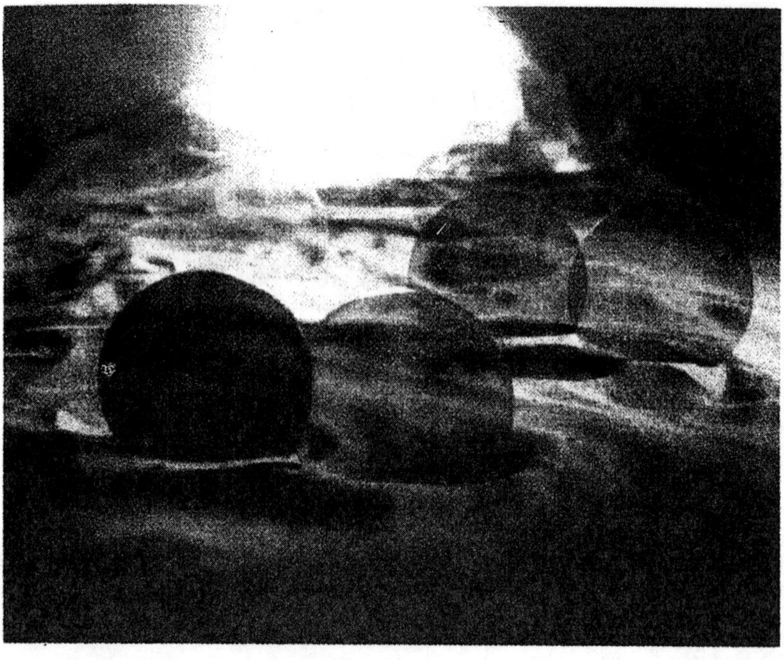

लिए आनेवालों को भी पहले से चेतावनी मिल जाती है कि हाथ मिलाने या गले मिलने में खतरा है।

रोग के होते हुए क्या-क्या सावधानियाँ बरतनी चाहिए ?

जिन दिनों आँख आई हुई हो, उन दिनों आँखों पर जोर डालनेवाला कोई काम न करें। बेहतर तो यह है कि घर बैठकर आराम करें, ताकि आप से रोग दूसरों में न फैले।

कंजंक्टिवाइटिस एक से दूसरे व्यक्ति में बड़ी आसानी से फैल सकता है। छुतहा आँख छूने के बाद अगर आप दरवाजे के कुंडे-सिटकनी, बरतन, फ्लश की जंजीर, तौलिए वगैरह को छूते हैं, तो इसी से छूत दूसरों को जा सकती है। छुतहा आँख को छूने के बाद तुरंत हाथ धो लें। इस छोटी-सी सावधानी से छूत फैलने की संभावना घट जाएगी।

स्वस्थ व्यक्ति को कंजंक्टिवाइटिस से बचने के लिए क्या-क्या एहतियात लेने चाहिए ?

जिन दिनों आसपास रोग का प्रकोप हो, भीड़-भरी जगहों जैसे सिनेमाघर, जलसे और प्रदर्शनियों में न जाएँ। नहाने और तैरने के लिए तरण-ताल, तालाब और नदी में डुबकी न लगाएँ। घर पर किसी की आँख आई हुई हो, तो उसका बिस्तर, तकिया, रूमाल, तौलिया और वस्त्र बिलकुल अलग रखें और गर्म पानी में उबालकर धोएँ। आँख को बिलकुल भी मलें नहीं। जब तक आँख छूत पैदा करनेवाले बैक्टीरिया और वायरस से बची रहेगी, कंजंक्टिवाइटिस नहीं होगी।

रोहे

(ट्रेकोमा, कुथई, खील, कुकरे, मिलटरी ऑफथेलमिया)

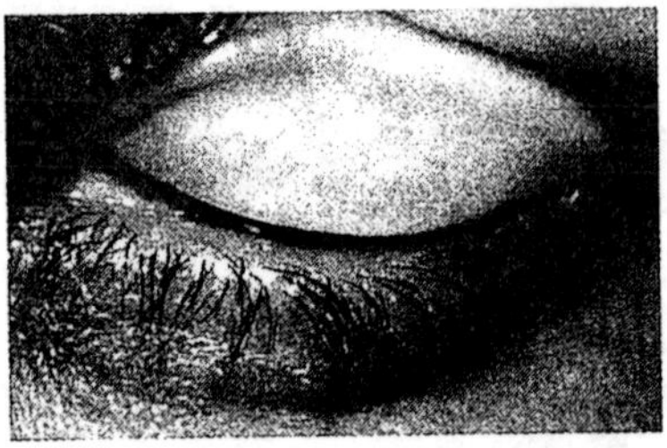

उत्तर प्रदेश में रोहे और कुथई, गुजरात में खील और पंजाब में कुकरे के नाम से बुलाया जाने वाला ट्रेकोमा आँखों का सबसे पुराना और आमफहम रोग है। यह एक खास किस्म की छूत है जो नेत्रश्लेष्मिका और स्वच्छमंडल की सूजन पैदा करके लंबे अरसे तक आँखों को तकलीफ देती रहती है। इलाज के बगैर यह बढ़कर आँख को अंधा भी कर सकती है। पर प्रभावकारी ऐंटिबॉयटिक दवाओं ने इसका इलाज आसान कर दिया है।

आँख में रोहे का रोग कैसे पैदा होता है ?

यह एक छुतहा रोग है, जो क्लेमीडिया ट्रेकोमेटिस नामक सूक्ष्म रोगाणुओं से उपजता है। रोग की उग्र अवस्था में आँख से आनेवाला स्राव ही इसे फैलाने का काम करता है। इस स्राव में क्लेमीडिया ट्रेकोमेटिस इतनी बड़ी तादाद में मौजूद होते हैं कि जो कोई संपर्क में आता है, उसे छूत लगने की पूरी-पूरी संभावना होती है। अतएव साथ सोने, एक ही तकिया, चादर, तौलिया या रूमाल इस्तेमाल करने से रोग पूरे परिवार में फैल जाता है। काजल-सुरमा डालनेवाली सलाई भी यही काम करती है। लाड़-दुलार में रोग माँ से बच्चे को और बच्चे से माँ को हो जाना भी आम है। मक्खियाँ भी आँख पर बैठकर रोग फैलाती हैं।

क्या यह किसी खास उम्र का रोग है ?

नहीं, यह रोग किसी भी उम्र में हो सकता है। लेकिन जिन राज्यों में यह बड़े पैमाने पर फैला हुआ है उनमें अक्सर यह बचपन में ही शुरू हो जाता है। जीवन के पहले 5 वर्षों में बच्चे की आँखों की प्राकृतिक बचाव-प्रणाली पूरे तौर पर विकसित नहीं होती, जिससे आँख में छूत लगने के आसार बढ़ जाते हैं।

इस रोग के क्या लक्षण हैं ?

यह रोग नाटकीय ढंग से प्रकट नहीं होता, बल्कि धीरे-धीरे सिमसिमाता रहता है। छूत लगने के लगभग एक महीने बाद सबसे पहले नेत्रश्लेष्मिका में हलकी लाली उभरती है और जलन होने लगती है। पलकों के अंदर की तरफ उबले हुए साबूदाने की शक्ल की छोटी, गुलाबी गाँठें उठ आती हैं। इनकी शुरुआत अक्सर ऊपरी पलक से होती है। इतने तक मरीज को अक्सर कोई खास परेशानी नहीं होती, हाँ, आँख में किरकिरापन जरूर महसूस हो सकता है। कभी-कभी इसी दौरान आँख में दूसरे रोगाणु भी धावा बोल बैठते हैं। इससे आँख में लाली बढ़ जाती है, सूजन आ जाती है और गाढ़ा स्राव भी आता है। इसी से पलकें नींद से उठने पर आपस में चिपकी होती हैं। इस हालत में नेत्र-चिकित्सक के पास जाने पर ही रोहे की पहचान होती है। अगर दूसरे रोगाणु धावा न बोलें, तो रोग से कोई खास तकलीफ नहीं होती और यह धीरे-धीरे बढ़ता जाता है। कुछ समय बाद स्वच्छमंडल के ऊपरी भाग में छोटी-छोटी रक्त-वाहिकाएँ फूट पड़ती हैं, जो धीरे-धीरे नीचे की ओर फ़ैल जाती हैं। इससे स्वच्छमंडल की चमक और पारदर्शिता पर प्रतिकूल प्रभाव पड़ता है। कुछ मामलों में रक्त-वाहिकाएँ पूरे स्वच्छमंडल पर फैल जाती हैं और उसकी पारदर्शिता को नष्ट कर देती हैं। स्वच्छमंडल पर छोटे-छोटे जख्म भी बन सकते हैं। तब आँख से पानी आने लगता है और आँखें रोशनी से चौंधियाती हैं।

पलकों में भी रोग बढ़ता है जिससे वे भारी हो जाती हैं और आँख मिची-मिची दिखाई देती है। पलकों में तरह-तरह की

विरूपता भी पैदा हो सकती है। कुछ मामलों में पलक आँख की सतह की तरफ मुड़ जाती है और पलकों के बाल स्वच्छमंडल को खरोंचने लगते हैं। इससे भी स्वच्छमंडल की पारदर्शिता नष्ट हो सकती है।

किसी भी कारण से अगर आँख के तारे के सामनेवाले हिस्से का स्वच्छमंडल अ-पारदर्शी हो जाए तो आँख से दिखना ही बंद हो जाता है। लेकिन इस प्रकार की जटिलताएँ तभी पैदा होती हैं जब रोग को लंबे समय तक नजरअंदाज किया जाए।

रोहे का इलाज क्या है ?

रोहे के उपचार के लिए कई प्रभावकारी दवाएँ हैं। इनमें प्रमुख हैं : सल्फासिटामाइड सोडियम, टेट्रासायक्लीन, इरिथ्रोमायसीन और स्पाइरामायसीन। नेत्र-चिकित्सक की राय से आँखों में दिन में तीन-चार बार सल्फासिटामाइड सोडियम आई-ड्रॉप्स (बच्चों और बड़ों के लिए यह दवा अलग-अलग ताकत की बनाई जाती है) और सोने से पहले एक प्रतिशत टेट्रासायक्लीन मरहम डालने से रोग प्रायः दो महीने के भीतर नियंत्रण में आ जाता है। जरूरी होने पर खाने की ऐंटिबॉयटिक दवा भी दी जाती है। यह इलाज लंबा चलता है। जब तक डॉक्टर ही दवा बंद न करे, उसे जारी रखना चाहिए। समय से और पूरा इलाज लेने से रोग दूसरों में भी नहीं फैलता।

क्या रोहे से विरूप हुई आँख की पलकों और स्वच्छमंडल में आए दुष्परिवर्तनों का भी कोई इलाज है ?

हाँ, पलकों की विरूपता दूर करने के लिए नेत्र-चिकित्सक ऑपरेशन कर सकता है। यह ऑपरेशन न सिर्फ पलकों की सुंदरता लौटाने के लिए जरूरी है, बल्कि स्वच्छमंडल का स्वास्थ्य बनाए रखने के लिए भी अत्यावश्यक है। स्वच्छमंडल धुँधला हो जाए, तब इलाज बहुत मुश्किल हो जाता है। यद्यपि स्वच्छमंडल प्रत्यारोपण से दृष्टि फिर भी लौट सकती है।

रोहे से बचे रहने के लिए क्या-क्या सावधानियाँ जरूरी हैं ?

घर में किसी को रोहे हों, तो उसका शीघ्र-अतिशीघ्र इलाज शुरू कर देना चाहिए। व्यक्तिगत स्वच्छता के प्रति हमेशा हर किसी को सावधान रहना चाहिए। किसी दूसरे का रूमाल, तौलिया, तकिया, चादर आदि इस्तेमाल नहीं करना चाहिए। काजल डालनेवाली सलाई कभी आँख में नहीं डालनी चाहिए। घर-बाहर साफ-सफाई का पूरा ध्यान रखना चाहिए ताकि मक्खियाँ न भिनकें। बच्चा सो रहा हो तो उस पर जाली ढँक देनी चाहिए जिससे कि मक्खियाँ उसकी आँखों पर न बैठ सकें।

मोतियाबिंद

(कैटरैक्ट)

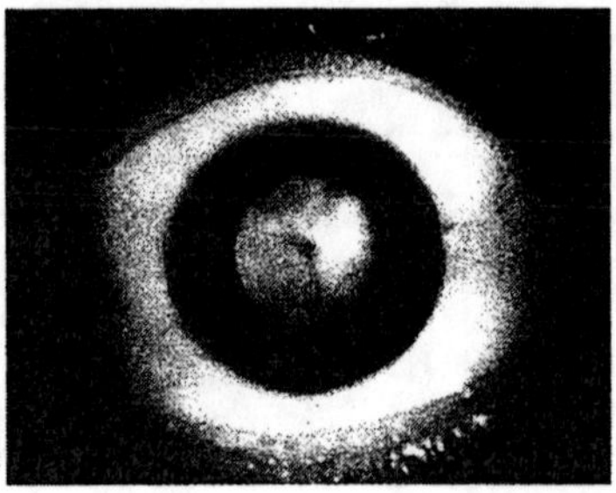

मोतियाबिंद बूढ़ी आँखों की आमफहम तकलीफ है। इसमें आँख का कुदरती लेंस धुँधला हो जाता है। यह धुँधलापन जैसे-जैसे सघन होता है, आँख की नजर उतनी ही कमजोर होती जाती है। उम्र के तकाजे को मिटा पाना चाहे किसी के वश में नहीं, कुछ छोटी-बड़ी सावधानियाँ लेंस की उम्र बढ़ा सकती हैं और मोतियाबिंद को पीछे धकेल सकती हैं। लेकिन धुँधले लेंस का इलाज ऑपरेशन ही है जिसमें उसे निकाल दिया जाता है।

मोतियाबिंद क्या है ?

आँख में कुदरती तौर पर एक लेंस होता है। यह बाहर से आई प्रकाश-किरणों को आँख के पर्दे पर केंद्रित करता है, जिससे बाहर की छवि पर्दे पर बनती है और हम चीजों को देख पाते हैं।

मोतियाबिंद में आँख का यही लेंस धुँधला पड़ जाता है। इससे रोशनी ठीक से आँख के भीतर नहीं जा पाती और नजर धुँधली और कमजोर होती जाती है।

यह धुँधलापन क्यों और कैसे पैदा होता है ?

मोतियाबिंद कई प्रकार का होता है। सबसे आमफहम बुढ़ापे का

मोतिया है। यह पचास साल की उम्र के बाद लगभग हर किसी की आँख में शुरू हो जाता है। सूरज की रोशनी, पराबैंगनी किरणें, विकिरण उम्र के साथ लेंस की पारदर्शिता छीन लेते हैं।

लेकिन मोतियाबिंद कई प्रकार की शारीरिक बीमारियों, आँख के भीतर चल रहे रोगों, आँख की चोट और कुछ दवाओं के अत्यधिक प्रयोग से भी पैदा हो सकता है।

कारण जो भी हो, प्राकृतिक लेंस के भीतरी तंतु जैसे-जैसे कठोर और धुँधले होते जाते हैं, आँख से दिखना भी उसी अनुपात में कम होता जाता है।

कुछ बच्चों की आँखों में जन्म से ही मोतियाबिंद होता है। ऐसा क्यों ?

यह गर्भकाल में किसी ऐसी अड़चन के आने से होता है जो लेंस को ठीक से बनने नहीं देती। छोटी माता (जर्मन मिजल्स), आँवल से रक्तस्राव और माँ के ठीक से खाते-पीते न रहने से गर्भस्थ शिशु की आँख का लेंस माँ के पेट में ही धुँधला हो सकता है। कुछ गुणसूत्रीय विकार जैसे डाउन सिनड्रोम और गैलेक्टोसीमिया और शैशव में विटामिन डी या थायरॉयड हॉर्मोन की कमी भी बच्चे के लेंस को धुँधला बना सकते हैं।

कौन-कौन सी दवाएँ लेंस में मोतिया पैदा कर सकती हैं ?

इनमें स्टीरॉयड प्रमुख हैं। कुछ ऐंटि-कोलिनेस्ट्रेस दवाएँ भी, जिनका प्रयोग मयोस्थिनिया ग्रेविस में होता है, ऐसा कर सकती हैं। इन दवाओं का गलत-सलत इस्तेमाल नहीं होना चाहिए।

लेंस के धुँधला होने पर क्या-क्या लक्षण प्रकट होते हैं ?

सभी लक्षण दृष्टि-संबंधी होते हैं। शुरुआत दृष्टि-प्रक्रिया में अड़चन आने से होती है। धीरे-धीरे नजर में धुँधलापन बढ़ता जाता है और एक समय आता है जब आँख देख नहीं पाती।

बिलकुल शुरू में लेंस के भीतर धुँधले बिंदु उपज आते हैं। ये बिंदु प्रकाश-किरणों के मार्ग में बाधक सिद्ध होते हैं। इनसे टकराकर किरणें

इधर-उधर बिखर जाती हैं और इसी से तरह-तरह के दृष्टि-भ्रम पैदा होते हैं। एक ही चीज के एकसाथ दो या तीन बिंब दिखने लगते हैं, बल्ब के आसपास रंगों का इंद्रधनुष दिखने लग सकता है या फिर कुछ खास रंग गहरे या हलके दिखने शुरू हो जाते हैं।

कुछेक मामलों में पास की नजर शुरू में बेहतर हो जाती है और पढ़ते समय चश्मे की जरूरत नहीं रहती। लेकिन यह आराम कुछ ही दिनों का मेहमान होता है। लेंस का धुँधलापन जैसे-जैसे बढ़ता है, वैसे-वैसे पास की नजर भी कमजोर होती जाती है। यदि मोतिया लेंस के बीच के हिस्से में हो, तो शुरू से ही परेशानी होती है। लेकिन मोतिया लेंस के किनारे-किनारे हो, तो बहुत दिनों तक दिक्कत नहीं आती।

एक समय के बाद जब पूरा लेंस धुँधला हो जाता है, तो सिर्फ यही पता चल पाता है कि आँख में रोशनी किस दिशा से आ रही है, या बहुत हुआ तो कुछ फुट की दूरी तक आँख उँगलियाँ गिन लेती है; इससे अधिक कुछ देख नहीं पाती।

जब मोतिया शुरू की अवस्था में हो, तो क्या इलाज किया जाता है ?

जब तक मोतिया प्रारंभिक अवस्था में और दृष्टि कामचलाऊ हो, तब तक ऐनक का नंबर समय से बदलते रहना बहुत काम आता है। इस दौर में लेंस का बर्तन थोड़े-थोड़े समय पर बदलता रहता है और इसीलिए नंबर में भी बदलाव आता है। पर इसका यह मतलब कतई नहीं है कि पढ़ना छोड़ दें, इससे नजर गिरना और नंबर बदलना रुक नहीं पाएगा।

इस दौरान आँख पर पड़नेवाले प्रकाश की व्यवस्था का भी पूरा ध्यान रखें। मसलन, मोतिया अगर लेंस के बीच के हिस्से में है, तो सिर के पीछे बाईं तरफ से आनेवाली मद्धिम रोशनी सबसे उपयुक्त होगी। घर से बाहर धूप में जाना पड़े, तो गहरे रंग के काँचवाला चश्मा सहायक साबित होगा। लेकिन मोतिया यदि लेंस के किनारों पर है तब आँख को तेज रोशनी में बेहतर दिखाई देगा।

क्या कोई ऐसी दवा नहीं है, जो लेंस का धुँधलापन गायब कर सके ?

मोतियाबिंद पर कोई भी दवा असरकारी सिद्ध होती नहीं पाई गई। यह किस गति से बढ़ेगा, यह भी निश्चित नहीं। कई बार मोतिया एक ही अवस्था में कई वर्ष निकाल देता है। इस बीच दृष्टि एक-सी बनी रहती है। इस बीच आँख में कोई दवा डाली जाए तो यह धारणा बन जानी स्वाभाविक है कि वह कारगर हो रही है। अब तक मोतियाबिंद की जो भी दवाएँ समय-समय पर सामने आई हैं, उनकी सफलता का आधार यह संयोग ही है। असल बात यह है कि अब तक किसी दवा में ऐसा गुण नहीं पाया गया है कि वह मोतियाबिंद दूर कर सके या उसके बढ़ने की गति रोक सके।

मोतियाबिंद का ऑपरेशन कब कराना चाहिए ?

मोतिया जब जीवनचर्या में तकलीफ देने लगे और दृष्टि इतनी न रहे कि काम चल सके, तो ऑपरेशन का निर्णय ले लेना चाहिए। यह इंतजार करना गलत है कि मोतिया कब पूरी तरह पकेगा। यह पुरानी सोच थी कि पकने के बाद ही मोतिया ऑपरेशन के लिए तैयार होता है। अब ऐसा नहीं समझा जाता।

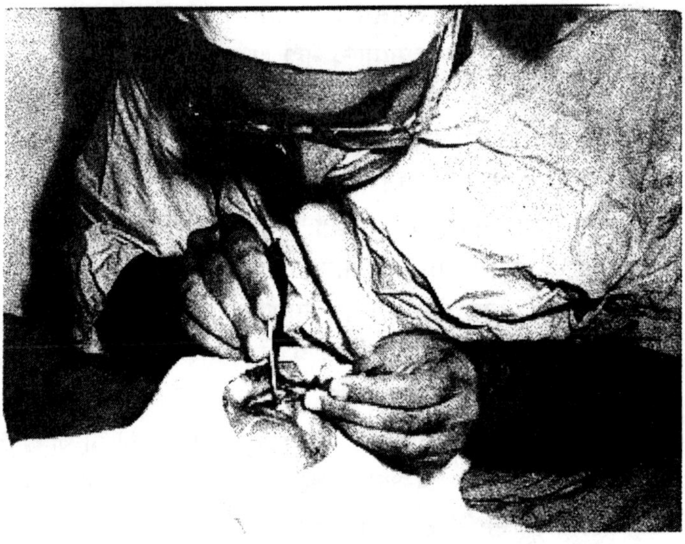

यह ऑपरेशन कैसे किया जाता है ?

आजकल मोतियाबिंद के लिए कई तरह के ऑपरेशन हो रहे हैं। इन सभी का मूल सिद्धांत धुँधले हो चुके लेंस को आँख से बाहर निकालना है, ताकि प्रकाश-किरणें आँख के भीतर आसानी से जा सकें और आँख फिर से देख सके।

लेकिन लेंस निकलने के बाद दिखाई कैसे देता है ?

इसके आजकल तीन समाधान हैं। पहला यह कि आँख पर ऑपरेशन के चार-छह हफ्ते बाद उपयुक्त नंबर का चश्मा दे दिया जाए। यह सबसे पुराना, सबसे सरल, सबसे सस्ता रास्ता है और इसीलिए सबसे अधिक प्रचलित भी है। दूसरा समाधान कांटेक्ट लेंस है। और तीसरा, सबसे आधुनिक तरीका आँख के भीतर सही नंबर का लेंस फिट कर देना है। मोतियाबिंद से धुँधला हुआ लेंस निकालकर उसी समय आँख में यह नया लेंस लगा दिया जाता है।

इनमें कौन-सा उपाय सबसे अच्छा है ?

तीनों की अपनी-अपनी खूबियाँ और कमियाँ हैं। चश्मा सबसे आसान और सबसे सस्ता है, पर इसमें दस-ग्यारह डायोप्टर का शीशा लगता है। इससे नजर पूरी तरह सामान्य नहीं हो पाती। चीजें तैंतीस प्रतिशत बड़ी दिखाई देती हैं, देखने का दायरा छोटा हो जाता है और दूरी का ठीक से अंदाज नहीं लगता। चश्मे के किनारे से दृष्टिगत हुई चीजें साफ भी नहीं दिखतीं। जब तक दूसरी आँख का भी ऑपरेशन नहीं हो जाता, दोनों आँखों के बीच तालमेल बिठा पाना नामुमकिन होता है। मस्तिष्क दूसरी आँख के सामान्य बिंब और चश्मेवाली आँख के तैंतीस प्रतिशत बड़े बिंब के बीच सामंजस्य स्थापित नहीं कर पाता।

कांटेक्ट लेंस इस मायने में चश्मे से बेहतर है। उससे बननेवाला बिंब वस्तु के आकार और कोण को सामान्य रूप में दिखाता है। इसीलिए ऑपरेशन की जरूरत अगर एक ही आँख को हो और दूसरी आँख स्वस्थ हो, तो ऑपरेशन के बाद सामान्य दृष्टि लौटाने का सबसे व्यावहारिक नुस्खा कांटेक्ट लेंस है।

कांटेक्ट लेंस में सबसे बड़ी कमी यह है कि उनकी देख-भाल कर पाना हर किसी के बस की बात नहीं। दोनों आँखों का ऑपरेशन हो जाने के बाद नजर इतनी नहीं रहती कि उन्हें खुद पहना और उतारा जा सके। कांटेक्ट लेंस साधारण चश्मे की तुलना में महँगे होते हैं और हर जगह मिलते भी नहीं। उनकी ठीक से देखभाल न हो, तो वे आँखों को तकलीफ दे सकते हैं और उनके चिटकने व गुम होने का डर भी लगा रहता है।

आँख के भीतर लगनेवाला लेंस (आई. ओ. एल.) चश्मे और कांटेक्ट लेंस से बेशक महँगा है, पर मोतिया के ऑपरेशन के बाद दृष्टि को सामान्य बनाने का यह सबसे उन्नत और बेहतरीन उपाय है। यह बहुत कुछ प्राकृतिक लेंस की ही तरह काम करता है। इसमें प्राकृतिक लेंस का लचीलापन तो नहीं होता पर यह क्षमता होती है कि आँख दूर और पास की चीजें सामान्य ढंग से देख सके। चीजों का आकार वैसा ही दिखता है, जैसी वे असल में हैं। दोनों आँखों का आपसी तालमेल भी नहीं बिगड़ता, जिससे त्रिआयामीय दृष्टि सामान्य रहती है। अपने इन नायाब गुणों के कारण आई. ओ. एल. आज अत्यंत लोकप्रिय है।

लेकिन आई.ओ.एल. हर आँख में नहीं लग सकता। मधुमेह से आँख में अगर रेटिनोपैथी हो जाए या पुतली के क्षेत्र में नई रक्त-वाहिकाएँ फूट आएँ (रूबियोसिस आइराइडिस हो), तो आई.ओ.एल. नहीं लगाया जाता। इसी तरह आँख की कुछ अन्य बीमारियों में भी उसे लगाने का फैसला बहुत सोच-समझकर लिया जाता है। कुछ नेत्र-चिकित्सक बच्चों में भी आई. ओ. एल. लगाना ठीक नहीं समझते।

कुछ डॉक्टर बिना टाँके की मोतियाबिंद सर्जरी की भी बात करते हैं। इसकी क्या विशेषता है ?

यह नई तकनीक फेको इमल्शन है। इसमें धुँधले लेंस को निकालने से पहले हाई फ्रीक्वेंसी की ध्वनि-तरंगें केंद्रित कर लेंस को छोटे-छोटे टुकड़ों में तोड़ लिया जाता है, ताकि लेंस तीन मिलीमीटर के छोटे से

चीरे से ही बाहर आ सके और श्वेतपटल पर कुल एक या दो टाँके ही आएँ।

मोतियाबिंद के ऑपरेशन के बाद तुरंत क्या-क्या सावधानियाँ जरूरी होती हैं ? आमतौर से घर जाने की छुट्टी कब दी जाती है ?

अधिकांश नेत्र-चिकित्सालयों में ऑपरेशन की शाम या बहुत हुआ तो अगले दिंन मरीज को छुट्टी देकर घर भेज दिया जाता है। बनी हुई आँख पर तीन से सात दिन तक पट्टी रखी जाती है, ताकि जख्म पूरी तरह भर जाए।

ऑपरेशन के बाद कुछ सावधानियाँ भी जरूरी होती हैं : शुरू के दो दिन तरल आहार लेना होता है; दो हफ्ते तक ऑपरेशनवाली आँख की तरफ करवट लेकर लेटने की मनाही होती है; खाँसने, छींकने, कब्ज, वजन उठाने, आगे की तरफ झुकने, धूम्रपान और धूल-धुएँ से बचना ज़रूरी होता है। डॉक्टरी सलाह के मुताबिक दवाएँ चलती रहती हैं। कुछ कोशिश यह होती है कि 'बनी हुई' आँख पर किसी तरह का कोई जोर न पड़े और आँख स्वस्थ होकर फिर से देखने लगे।

क्या ऑपरेशन के बाद मोतिया दुबारा भी हो सकता है ?

यदि आई. ओ. एल. लगवाया जाए, तो यह दिक्कत आ सकती है। इस तकनीक में प्राकृतिक लेंस का पीछे का कैप्सूल ऑपरेशन के समय बचाकर रखा जाता है। आगे चलकर कोई तीस प्रतिशत रोगियों में यही धुँधला पड़ जाता है और दृष्टि धूमिल कर देता है।

इससे मुक्त होने के लिए क्या दुबारा ऑपरेशन कराना पड़ता है ?

नहीं, सिर्फ याग लेजर से ही इस कैप्सूल को साफ कर नजर सामान्य बनाई जा सकती है।

काला मोतिया

(ग्लुकोमा, सबलबाय, नीला मोतिया)

काला मोतिया आँख का दुस्साध्य रोग है। इसमें आँख का भीतरी दाब बढ़ जाता है। शुरू में यदि इसकी पहचान हो जाए और लगकर इलाज किया जाए तो आँख की रोशनी बच सकती है। पर लापरवाह रहने से आँख के पर्दे के नाजुक तार एक-एक कर नष्ट होते जाते हैं, दृष्टि सिमटती जाती है और आँख नजर गँवा बैठती है।

काला मोतिया क्या है ?

आँख में प्राकृतिक रूप से एक द्रव पाया जाता है। यह आँख के अवयवों का पोषण करता है और नेत्रगोलक को खिला हुआ रखता है। इससे आँख के भीतर एक दाब बना रहता है। जब तक यह दाब सामान्य सीमा में रहता है, आँख स्वस्थ रहती है।

लेकिन कुछ लोगों में यह दाब असामान्य रूप से बढ़ जाता है। इस दाब के बढ़ने को ही काला मोतिया, सबलबाय और ग्लुकोमा कहते हैं।

यह नेत्रीय दाब सामान्य रूप से कितना होना चाहिए ?

सामान्य रूप से आँख का भीतरी दाब (इंट्रा ओक्यूलर प्रेशर) पंद्रह से बीस मिलीमीटर के बीच बना रहता है। यह सुबह और शाम में थोड़ा बदलता है, पर सामान्य सीमा का अतिक्रमण नहीं करता है।

यह दाब बढ़ता कब है ?

यह दाब दो चीजों से बढ़ सकता है : या तो आँख में द्रव अधिक मात्रा में बने, या उसकी निकासी ठीक से न हो। दोनों ही स्थितियों में द्रव की कुल मात्रा आँख में बढ़ जाएगी, जिससे उसका दाब भी बढ़ जाएगा।

ज्यादातर मरीजों में कमी निकासी की ही होती है। या तो आँख के अगले भाग में किनारे पर बनी निकास-नलियाँ उम्र के साथ सँकरी हो जाती हैं या आँख की बनावट में कमी होती है जिससे समय-समय पर पुतली से निकास-नलियों का रास्ता ढँक जाता है।

दाब बढ़ने से आँख पर क्या असर पड़ता है ?

लगातार दाब बढ़े रहने पर आँख के सभी अवयवों पर बुरा असर पड़ता है। सबसे नाजुक नुकसान दृष्टि-तंत्रिका का होता है, जिसकी तारें एक-एक कर नष्ट होती जाती हैं। तंत्रिका सूखती जाती है, और दृष्टि सिमटती जाती है। समय से इसका पता न चले तो आँख रोशनी खो देती है।

दाब बढ़ने का पता कैसे चलता है ?

प्रायः इसके कोई स्पष्ट लक्षण नहीं होते और पता नेत्र-चिकित्सक के पास जाने पर ही चलता है।

कोई आँख के डॉक्टर के पास क्यों जाएगा जब कोई तकलीफ ही नहीं होगी ?

चालीस साल की उम्र के बाद दो से ढाई प्रतिशत लोगों को काला

मोतिया होता है। इसलिए इस उम्र में आने के बाद सालाना रूप से आँखों की जाँच जरूर कराते रहनी चाहिए। यह न हो सके, तो कम-से-कम जब-जब चश्मा बदलें, डॉक्टर को दिखा लें।

कुछ परिवारों में काला मोतिया आनुवंशिक होता है। दादा-दादी, नाना-नानी, माता-पिता या भाई-बहन में से किसी को यह रोग हो तो स्वयं भी इसके प्रति सजग रहना चाहिए।

मधुमेहियों में भी काला मोतिया होने की आशंका आठ गुना आँकी गई है। जिसे डायबिटीज हो, उसे हर साल आँखों की जाँच जरूर करानी चाहिए।

शुरू में रोग को पकड़ने का यही तरीका है। इसे झंझट नहीं समझना चाहिए।

दाब बढ़ने पर कुछ तो लक्षण होते होंगे ?

यह काला मोतिया की किस्म पर निर्भर करता है। सिंपल ग्लुकोमा सबसे आम है। इसमें समय के साथ बस आँख का कुल दृष्टि-क्षेत्र छोटा होता जाता है। कुछेक लोगों में नजर कमजोर होने के साधारण लक्षण भी पाए जाते हैं : पढ़ने के चश्मे का नंबर बार-बार बदलता है, कम रोशनी में देखने में दिक्कत होने लगती है और इसीलिए कम रोशनीवाली जगह में जाने पर आश्वस्त होने में समय लगता है। जैसे-जैसे दृष्टि-क्षेत्र घटता है, चलना-फिरना मुश्किल होता जाता है, पूरा दृश्य साफ न होने से पाँव चीजों से उलझ जाते हैं, और सिर को बार-बार इधर से उधर ले जाने से ही रास्ता दिखता है। इलाज के बिना दृष्टि गिरती जाती है और एक समय ऐसा आ जाता है कि आँख देख नहीं पाती। गनीमत यह है कि पूरी प्रक्रिया में कई वर्ष लगते हैं। इस बीच रोग का पता चल जाए तो आँख की रोशनी बच सकती है।

लेकिन काला मोतिया की दूसरी प्रमुख किस्म क्लोज्ड ऐंगल ग्लुकोमा में लक्षण शुरू से ही साफ दिखाई देते हैं। इसमें शुरू में आँख का दाब कभी-कभी अचानक बढ़ता है। सुबह के पहर में कम रोशनी में, थके-हारे हाल में, मन की बेचैनी में या उत्तेजना के क्षणों में अचानक

आँख में और आँख के इर्द-गिर्द दर्द होने लगता है, नजर धुँधली हो जाती है और बल्ब तथा वाहनों की हेडलाइट के आसपास इंद्रधनुषी रंग दिखने लगते हैं। ये लक्षण चंद मिनट से चंद घंटों तक रहते हैं और गायब हो जाते हैं। फिर कुछ समय बाद दुबारा, तिबारा, चौबारा ऐसा ही होता है। यह क्रम कुछ समय तक इसी रूप में बना रहता है। फिर दाब बढ़ने के दौर नियमित होते जाते हैं। इस बीच आँख कभी भी काला मोतिया के उग्र दौरे का शिकार हो सकती है : आँख में भयानक दर्द होता है, इतनी पीड़ा होती है कि कै आ जाती है और नजर बिलकुल धुँधली पड़ जाती है। अगर ठीक इलाज नहीं मिलता, तो नजर गँवाने का पूरा अंदेशा होता है। जो इस समय विनाश से बच जाते हैं, उन्हें भी खामियाजा भुगतना पड़ता है। उनकी दृष्टि का प्रभावी क्षेत्र छोटा हो जाता है। अगर कोई आगे भी लापरवाह रहे, तो आँख बिलकुल अंधी हो जाती है।

आँख के डॉक्टर काला मोतिया की पहचान कैसे करते हैं ?

आँख की सामान्य जाँच से ही शक हो जाता है। कुछ लोगों में आँख के पर्दे की जाँच करते समय यह शक उठता है। आँख का दाब माप कर इसकी पुष्टि हो जाती है। जिन मरीजों में दाब सामान्य होता है पर शक की गुंजाइश होती है, उनमें विस्तृत जाँच की जाती है। अस्पताल में भर्ती कर कुछ-कुछ घंटों के अंतर से आँख का दाब मापा जाता है। जरूरी होने पर एक लीटर पानी पिलाकर एक से दो घंटे तक हर पंद्रह मिनट पर आँख का दाब देखा जाता है। यदि दाब में सात से दस मिलीमीटर की वृद्धि मिले, तो यह काला मोतिया होने की पुष्टि करता है। आँख के दृष्टि-क्षेत्र की जाँच भी की जाती है। इस जाँच से साफ हो जाता है कि आँख पर रोग का कितना असर हो चुका है। यही फील्ड-चार्टिंग है।

काला मोतिया का इलाज क्या है ?

यह काला मोतिया की किस्म पर निर्भर करता है। सिंपल ग्लुकोमा में

दवाओं से भी दाब नियंत्रित हो सकता है, पर क्लोज्ड एंगल ग्लुकोमा में लेजर या छोटे से ऑपरेशन से द्रव की निकासी बढ़ाने की व्यवस्था बनानी पड़ती है।

क्या काला मोतिया में कुछ सावधानियाँ भी जरूरी हैं ?

हाँ, काला मोतिया के रोगियों के लिए कुछ यौगिक आसन नुकसानदेह सिद्ध हो सकते हैं। जिन आसनों से, मसलन शीर्षासन से, सिर और गर्दन की नसों में खून का दाब बढ़ता है, उनसे आँख का दाब बढ़ने का भी खतरा होता है। इसी तरह सुबह-सुबह एकसाथ बहुत सारा पानी पीने की यौगिक क्रिया भी काला मोतिया के मरीजों के लिए ठीक नहीं; इससे भी दाब बढ़ जाता है। यही खतरा बीयर पीने के साथ भी है।

मरीज को मानसिक और शारीरिक तनाव से भी बचकर रहना चाहिए। जरूरत से ज्यादा उत्तेजना उसके आँख के दाब को बढ़ा सकती है।

लेकिन सबसे बड़ी जरूरत ठीक इलाज लेने की है। बीच-बीच में दवा छोड़ देने, डॉक्टर के पास जाने में लापरवाही बरतने और इलाज में देरी करने से आँखें अँधियारी हो सकती हैं।

खंड तीन

नाक, कान, गले के रोग

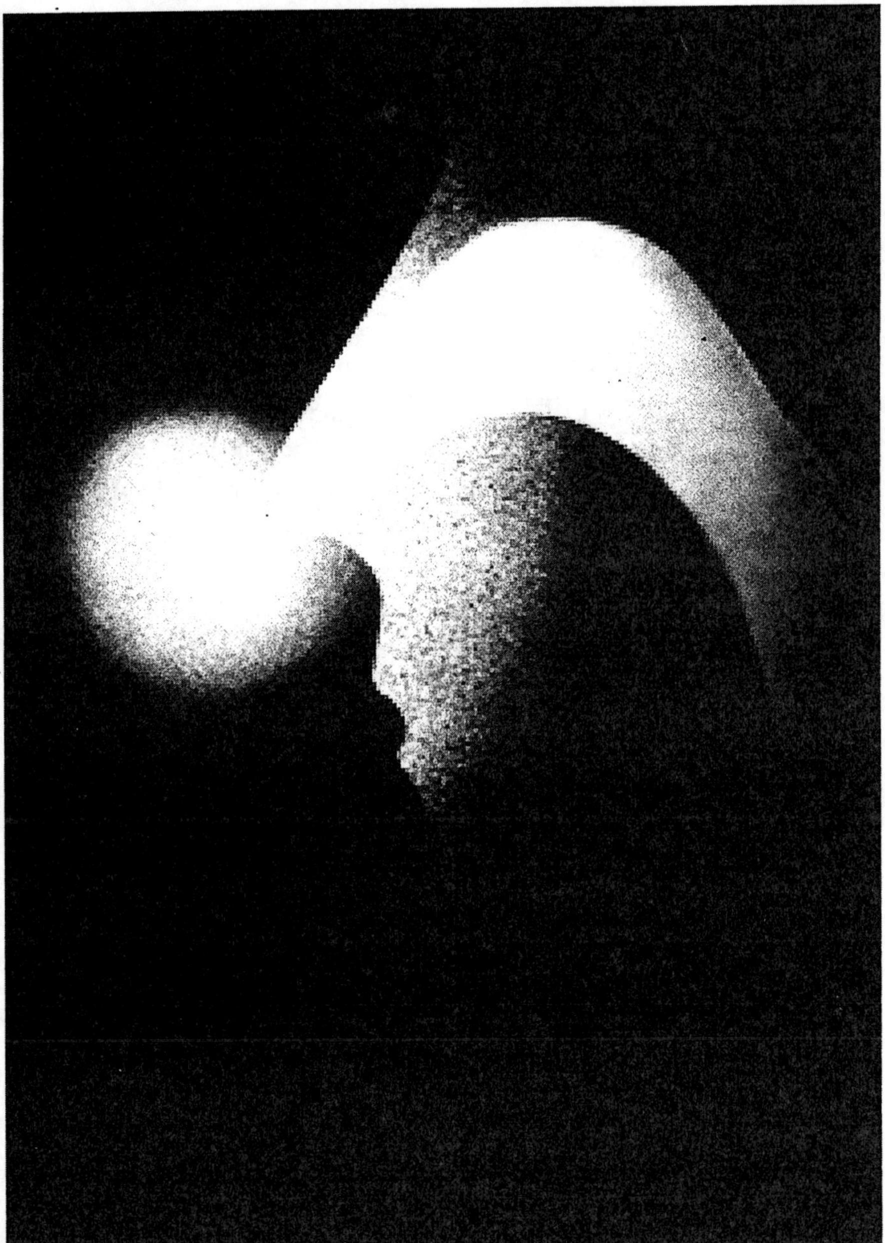

जुकाम की एलर्जी

(एलर्जिक राइनाइटिस)

बेचारी नाक भी मुश्किल में पड़ जाती है। जरा-सा मौसम बदला नहीं कि वह पानी-पानी हो जाती है। छींकें बंद नहीं होतीं, आँखें और नाक चैन नहीं ले पाते और उनसे पानी टप-टप बहता रहता है। दोष होता है निगोड़ी एलर्जी का, जो किसी की झोली में आ जाए तो फिर जाने का नाम नहीं लेती।

एलर्जिक राइनाइटिस क्या है ?

यह एक आमफहम व्याधि है, जिसमें एलर्जी के कारण बार-बार जुकाम हो जाता है। कुछ को यह किसी खास मौसम में ही तंग करती है, कुछ में छोटे से दौरे के रूप में प्रकट होती है, तो कुछ में यह पुरानी होकर इतनी ढीठ हो जाती है कि हर समय परेशान किए रखती है।

यह क्यों होती है ?

इसमें नाक कुछ जरूरत से ज्यादा तुनकमिजाज हो जाती है। उसकी अंदरूनी सतह कुछ चीजों के संपर्क में आते ही अपना विरोध प्रकट करने लगती है, जिससे नाक से पानी चूने लगता है। यह एक जटिल जैव-रासायनिक क्रिया है, जिसकी कई कड़ियाँ हैं। लेकिन खास बात यह कि सामान्य सर्दी-जुकाम की तरह यह वायरस से नहीं होती कि हाथ मिलाते ही दूसरे को हो जाए और उसके भी पाँच-सात दिन चौपट कर जाए।

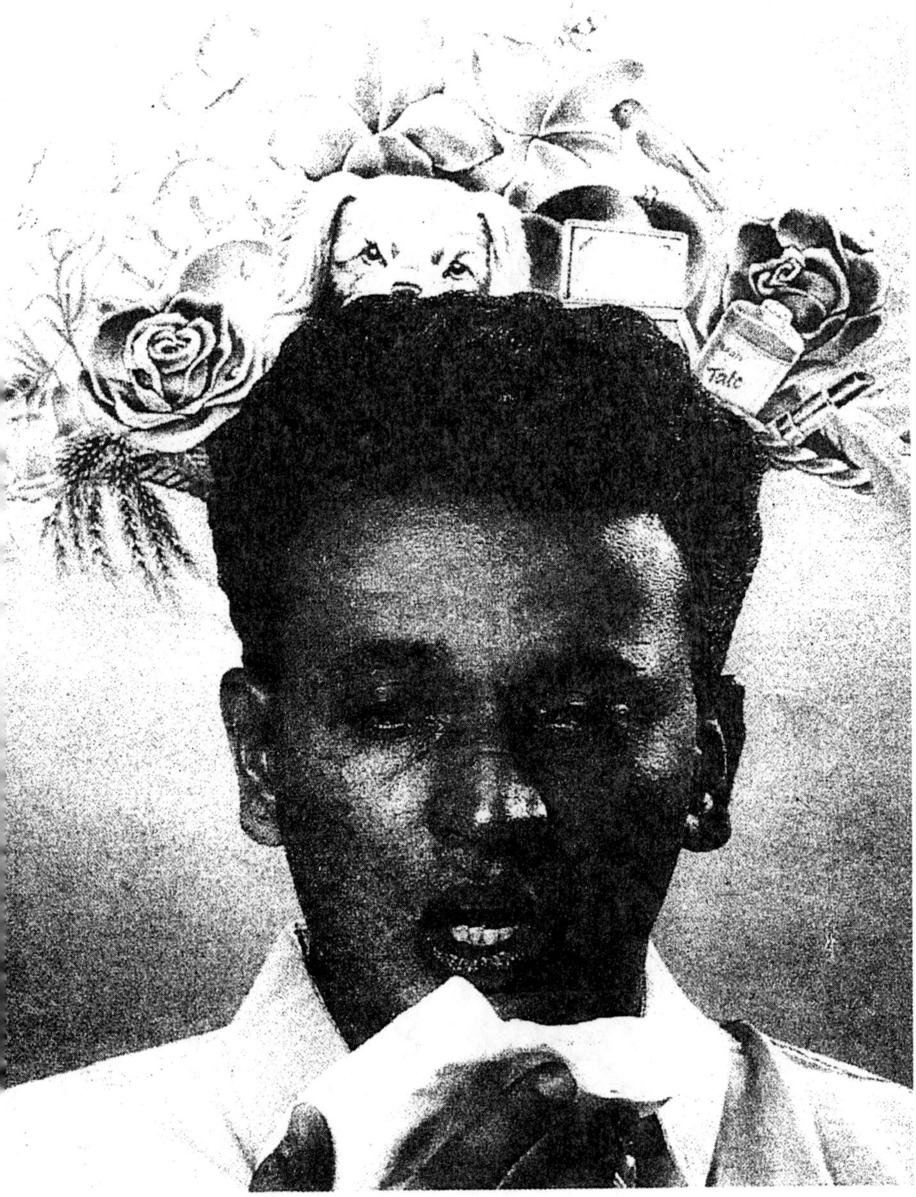
Talc

यह एलर्जी किन-किन चीजों से हो सकती है ?

यह बता पाना मुश्किल है। कुछ को कुछ खास पेड़-पौधों और फूलों के पराग कण से ही एलर्जी होती है, कुछ को हवा की नमी और वातावरण का तापमान तथा उसका घटना-बढ़ना नहीं सुहाता। कुछ को धूल, फफूँद और पक्षियों के पंख से ही तकलीफ हो जाती है, कुछ बिल्ली, कुत्ते और दूसरे पालतू जानवरों का साथ नहीं सह पाते।

कुछ को खाने-पीने की चीजों से ही एलर्जी होती है। दूध, अंडे, मछली या कोई एक चीज लेते ही उनकी नाक विद्रोह कर जाती है। कुछ को कोई एक दवा नहीं रुचती। दर्द-निवारक एस्प्रिन और ऐंटिबॉयटिक दवाएँ खासकर दोषी पाई गई हैं।

यह किस उम्र में शुरू होती है ?

अधिकतर मामले बीस से तीस साल की उम्र में शुरू होते हैं, ताउम्र बने रहते हैं, लेकिन कुछ को यह रोग बचपन में ही हो जाता है।

क्या यह आनुवंशिक रोग है ?

अधिकतर मामलों में अन्य परिवारजनों में भी कोई न कोई एलर्जी-जन्य रोग होता है, जिससे इसके आनुवंशिक होने की पुष्टि होती है।

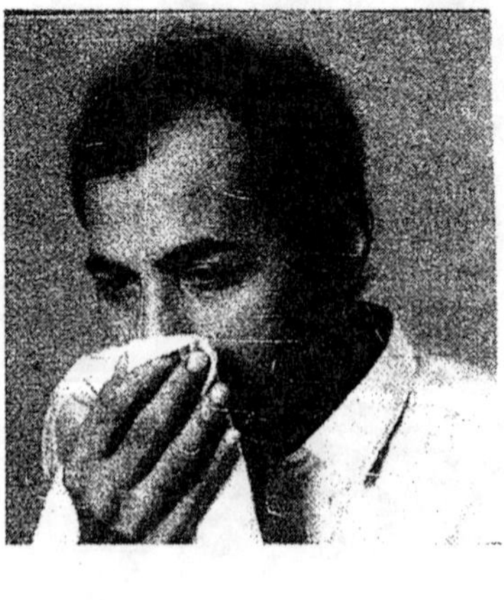

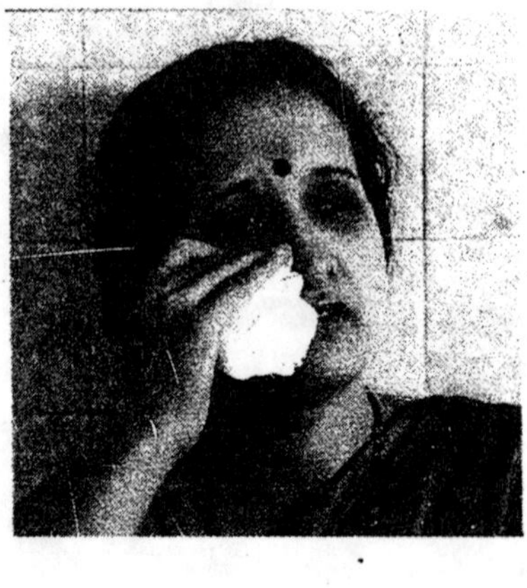

एलर्जिक राइनाइटिस में क्या लक्षण पाए जाते हैं ?

यह व्याधि जब दौरे के रूप में प्रकट होती है, तो अक्सर शुरू में नाक में खुजली होती है। फिर छींकें चालू हो जाती हैं और नाक से पानी बहने लगता है। आँखें लाल हो जाती हैं और उनसे भी पानी टपकने लगता है। यह दौरा कभी तो कुछ घंटे, कभी कुछ दिनों के लिए आता है, मगर जाने से पहले मरीज की हालत पतली कर जाता है।

कुछ में व्याधि पुरानी होकर हमेशा चिपकी रहती है। ऐसे में नाक अधिकतर समय बंद रहती है और उससे गाढ़ा स्राव गिरने लगता है, पर बीच-बीच में छींकें और नाक से पानी टप-टप गिरने के दौर भी आते हैं।

क्या एलर्जिक राइनाइटिस से निजात पाई जा सकती है ?

ऐलोपैथी में इसे जड़ से दूर करने की कोई दवा नहीं है, पर दवाओं की सहायता से राहत पाई जा सकती है। अगर तकलीफ किसी खास मौसम में ही होती हो, तो बचने के लिए फिंटाल या इफिराल नेजल स्प्रे आजमा कर देखा जा सकता है। इसके कामयाब न होने पर एलर्जी से लड़नेवाली स्टीरॉयड नाक की दवा जैसे बैकलेट नेजल स्प्रे या राइनोकॉर्ट नेजल स्प्रे की सुबह और शाम डॉक्टरी सलाह के मुताबिक खुराक ली जा सकती है जिससे आराम मिल जाता है। अधिक तकलीफ होने पर साथ में ऐंटिहिस्टामीन दवाएँ जैसे ऐस्टीमाजोल, फिनाइलएफरीन, फेनरामिन मैलीएट, स्यूडॉफेडरीन वगैरह ली जा सकती है। इन दवाओं में एक ही बड़ी कमी है कि लेने से नींद और सुस्ती छाई रहती है। लेकिन कोशिश की जाए तो अक्सर एक न एक ऐसी दवा मिल ही जाती है जो किसी व्यक्ति को माफिक आ जाती है और सुस्ती नहीं पैदा करती।

कुछ डॉक्टर नाक को सुखाने के लिए भी नाक में डालनेवाली दवा दे देते हैं, जो आराम तो देती है लेकिन लंबे समय तक डालते रहने से भविष्य के लिए मुश्किल खड़ी कर देती है। इसीलिए उसे डालने में कोई फायदा नहीं। इन डीकंजेस्टेंट दवाओं के साथ यह कमी भी है

कि इन्हें बंद करते ही नाक में खून का दौरा बढ़ जाता है और नाक तेजी से टपकने लगती है।

ई.एन.टी. विशेषज्ञ या समझदार फेमिली डॉक्टर यह गलती नहीं करता। उससे इलाज लेने से रोग बहुत जल्दी सँभल जाता है।

क्या होम्योपैथी में एलर्जिक राइनाइटिस का स्थायी उपचार है ?

कुछ लोगों को अवश्य आराम मिला है, जिससे यह आजमाइश निश्चित ही सार्थक हो जाती है।

क्या ऐलोपैथी में किए जानेवाले एलर्जन टेस्ट और डीसेंसीटाइजेशन चिकित्सा निजात दिलाने में कामयाब नहीं ?

यह एक बहुत मुश्किल काम है। पहले तो एलर्जन ही इतने हैं कि हरेक के लिए टेस्ट कर पाना नामुमकिन नहीं तो बहुत मुश्किल जरूर है। फिर डीसेंसीटाइजेशन चिकित्सा की कामयाबी भी सदा संदेहास्पद ही रही है।

क्या किसी तरह का परहेज फायदा दे सकता है ?

हाँ, अगर यह पता चल जाए कि किस चीज से एलर्जी है, तो उससे बचने की कोशिश की जा सकती है। जैसे किसी खानपान या दवा से, धूल-भरी आँधी से, कूलर की हवा से, पालतू जानवर से, सर्द-गर्म से, वगैरह।

साइनस की सूजन

(साइनॅसाइटिस)

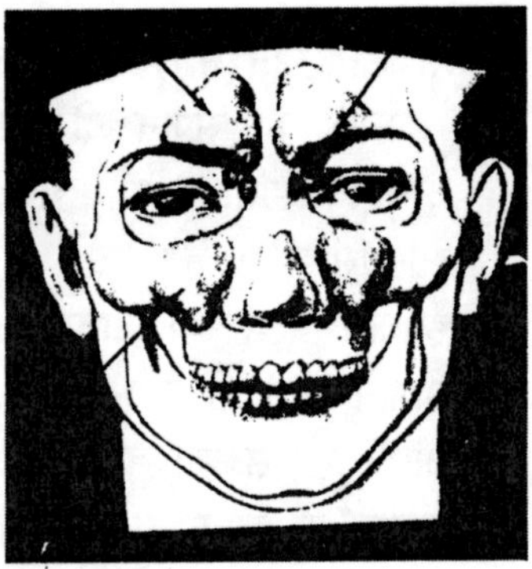

साइनॅसाइटिस हर किसी का जाना-पहचाना रोग है। लाखों लोग हर साल इसे भुगतते हैं और एक मोटे अनुमान के मुताबिक हर आठ में से एक व्यक्ति अपने जीवन-काल में यह तकलीफ सहन करता है। कुछ लोग भाग्यशाली होते हैं कि रोग चंद दिनों को होता है, लेकिन अधिक संख्या उन लोगों की है जिनमें सूजन सदा बनी रहती है और परेशानी देती रहती है। इधर कुछ वर्षों में इसके इलाज में नई सोच जागी है, जिसके अंतर्गत रुग्ण हवा-कूपों का बंद छिद्र खोलना अधिकांश रोगियों के लिए लाभकारी पाया गया है।

साइनॅसाइटिस क्या है ?

हमारे चेहरे, मस्तक और सिर की हड्डियों में प्रकृति ने कुछ हवा-कूप दिए हैं। ये हवा-कूप याने साइनस हमारी आवाज को गूँज देते हैं और खोपड़ी का कुल वजन कम करते हैं। ये सभी हवा-कूप नाक में खुलते हैं और एक तरह से नाक के आउटहाउस हैं।

साइनॅसाइटिस में किसी एक या अधिक हवा-कूपों में सूजन आ जाती है। यह सूजन या तो एलर्जी का एक हिस्सा होती है या भीतरी इन्फेक्शन से उपजती है। इस सूजन के होने से साइनस और नाक के

बीच का छेद बंद हो जाता है, साइनस में स्राव जमा हो जाता है, आवाज से गूँज रूठ जाती है और सिर में भारीपन आ जाता है।

आँख के कोटर के ठीक नीचे नाक के दोनों ओर गालों में पाई जानेवाली मेग्जिलरी साइनस इस सूजन से सबसे अधिक पीड़ित होती है। लेकिन नाक के ऊपरी ओर आँख के कोटर के साथ सटी इथमॉयडल साइनस और मस्तक के बीचोंबीच स्थित फ्रंटल साइनस भी अक्सर इस सूजन का हिस्सा होती हैं। कुछ मामलों में नाक के पीछे के भाग में बनी स्फीनॉयड साइनस भी सूज जाती है।

साइनस की सूजन में क्या-क्या लक्षण पाए जाते हैं ?

साइनस की सूजन दो तरह की होती है। एक, जिसमें सूजन अचानक होती है और चंद दिनों में शांत हो जाती है। यह एक्यूट साइनॅसाइटिस है। इसमें शुरू में हरारत होती है, सिर दर्द करता है और बुखार हो जाता है। नाक भरी-भरी सी रहती है। नाक के पिछले भाग से गले में बलगम गिरता है। भीतर से बदबू-सी भी आती रह सकती है। सूजी हुई साइनस में दर्द होता है। ठीक से इलाज हो जाए तो कुछ दिन रहकर रोग ठीक हो जाता है।

लेकिन कई मरीजों में समस्या लंबी और पुरानी हो जाती है, सालोंसाल चलती रहती है। यह क्रॉनिक साइनॅसाइटिस बहुत तकलीफदेह रोग है। इसमें नाक बंद रहती है। सिर में भारीपन रहता है। गंध ग्रहण करने की क्षमता कमजोर हो जाती है। सोचने-विचारने की ताकत पहले से निर्बल हो जाती है। जल्दी थकान होने लगती है। आवाज में कंपन नहीं रहता। बीच-बीच में सर्दी-जुकाम, एलर्जी, मौसम बदलने और मानसिक अशांति होने पर रोग बिगड़ जाता है और अचानक उग्र होता रहता है।

साइनॅसाइटिस की तकलीफ होने पर किस विशेषज्ञ के पास जाना चाहिए ?

एक्यूट साइनॅसाइटिस का इलाज फेमिली डॉक्टर से भी लिया जा सकता है, लेकिन रोग बार-बार तंग करे या लंबे समय तक बना रहे तो ई. एन. टी. डॉक्टर से सलाह लेना ठीक रहता है।

साइनॅसाइटिस में कौन-कौन से जाँच-परीक्षण उपयोगी होते हैं ?

यह मामले की गंभीरता और डॉक्टर की सोच पर निर्भर करता है। शारीरिक लक्षणों का आकलन करने के बाद साइनस का एक्स-रे लिया जाता है और सर्जरी का फैसला लेने के लिए सी. टी. स्कैन भी किया जाता है।

एक्यूट साइनॅसाइटिस का क्या इलाज है ?

इलाज का मूल आधार ऐंटिबॉयटिक हैं, जो साइनस से इन्फेक्शन साफ कर देते हैं। नाक में सूजन कम करने के लिए डीकंजस्टेंट नेजल ड्रॉप्स डाली जाती हैं। लेकिन इन्हें शुरू के कुछ दिनों के लिए ही सुरक्षित रखा जाता है। अधिक दिनों तक इनका प्रयोग करने से नाक की भीतरी सतह पर बुरा असर पड़ता है और जटिलताएँ बढ़ जाती हैं। दर्द से राहत पाने के लिए सूजन और दर्द-निवारक दवा दी जाती है। भाप लेने से भी फायदा पहुँचता है। खूब मात्रा में पानी पीना और आराम करना रोग को जल्द ठीक कर देता है।

पुरानी और बार-बार होनेवाली साइनॅसाइटिस से छुटकारा पाने का क्या रास्ता है ?

इसमें हवा-कूपों के नाक में खुलनेवाले रास्ते को साफ करने की सख्त जरूरत होती है। यह एक छोटा-सा ऑपरेशन है, जिसे दूरबीननुमा यंत्र एंडोस्कोप की सहायता से किया जाता है। यह शल्य-क्रिया पिछले कुछ वर्षों में ही विकसित हुई है और इसने क्रॉनिक साइनॅसाइटिस का पूरा इलाज ही बदल दिया है। अपना स्वाभाविक रास्ता खुलने के बाद हवा-कूपों में हवा की आवाजाही फिर से शुरू हो जाती है और वे फिर से स्वस्थ होकर काम करने लगते हैं।

लेकिन जिन मामलों में स्थिति बहुत बिगड़ चुकी होती है, उनमें परंपरागत ऑपरेशन कर साइनस के लिए नया रास्ता बनाया जाता है और सफाई की जाती है।

एलर्जी की समस्या होने पर उसका भी अलग से इलाज जरूरी होता है।

टॉन्सिल की सूजन

(टॉन्सिलाइटिस)

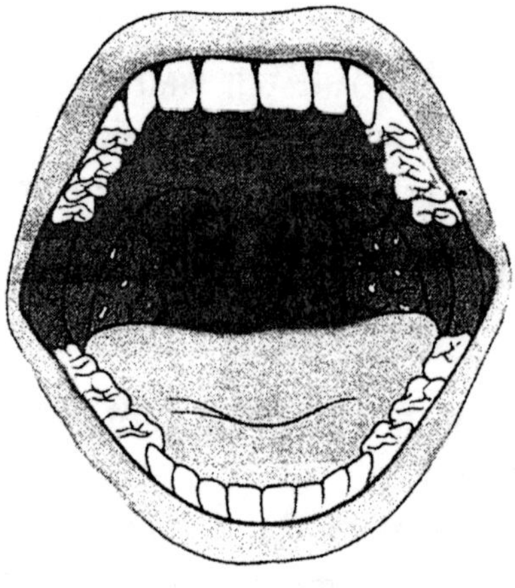

जुबान के पीछे, गले के पिछले हिस्से में, दोनों किनारों पर तैनात टॉन्सिल सच पूछें तो गले के पहरेदार हैं। कोई दुश्मन धावा बोलने की सोचे तो उस पर ऐसे मिसाइल दागते हैं कि दुश्मन धराशायी हो जाता है। लेकिन कभी-कभी उनको भी मात खानी पड़ती है। दुश्मन बैक्टीरिया उन्हें घेर लें तो ये कुप्पा-सा मुँह कर लेते हैं। उनकी इसी सूजन को टॉन्सिलाइटिस कहा जाता है। समय से दवा कर इससे छूटा जा सकता है, लेकिन कई टॉन्सिल सूजे रहने की आदत ही बना लेते हैं। बार-बार की यही सूजन कई बार उन पर नश्तर चलवा देती है। हालाँकि किशोर अवस्था में पहुँचकर बढ़े हुए टॉन्सिल प्रायः अपने से ही सिकुड़ जाते हैं। मानो सेवा-निवृत्त हो गए हों।

टॉन्सिलाइटिस क्या है ?

टॉन्सिलाइटिस गले के पिछले भाग में स्थित गिल्टियों की सूजन है। यह सूजन दो तरह की होती है : पहली एक्यूट टॉन्सिलाइटिस जिसमें टॉन्सिल अचानक ही सूज जाते हैं और तकलीफ देते हैं। दूसरी क्रॉनिक

टॉन्सिलाइटिस जिसमें टॉन्सिल की सूजन या तो लंबे समय तक लगातार बनी रहती है या बार-बार उभरती रहती है और परेशान किए रहती है।

टॉन्सिल में सूजन कब पैदा होती है ?

यह सूजन बैक्टीरिया के धावा बोलने से आती है। कई तरह के बैक्टीरिया यह जुर्म कर सकते हैं, जिनमें स्ट्रेप्टोकोकाई-ए सबसे निर्मम हैं। छूट मिलते ही ये रूयुमेटिक बुखार पैदा कर जाते हैं जिससे दिल में भी विकार आ सकता है।

टॉन्सिलाइटिस होने पर क्या-क्या तकलीफें होती हैं ?

एक्यूट टॉन्सिलाइटिस में गला एकदम सूज जाता है। कोई भी चीज निगलने और बोलने में दर्द होता है। कई बार दर्द कानों और गर्दन के ऊपरी हिस्से में भी फैल जाता है, जिससे पता चलता है कि संक्रमण इन गिल्टियों तक पहुँच गया है। तेज बुखार हो जाता है जो 39° से 40° सेल्सियस (103° से 105° फारेनहाइट) तक भी जा सकता है। भूख मर जाती है, थकान रहती है और खूब प्यास लगती है। गले की सूजन के कारण खाँसी भी उठती रहती है।

जबकि क्रॉनिक टॉन्सिलाइटिस में टॉन्सिल सूजे ही रहते हैं। बार-बार गला खराब होता रहता है। सूखी खाँसी रहती है। आवाज भी बदल सकती है। गले के बाहर गर्दन के ऊपरी भाग में गाँठें उठ आती हैं।

क्या टॉन्सिलाइटिस सिर्फ बच्चों में ही पाई जाती है ?

वयस्कों की तुलना में यह बच्चों में कई गुना अधिक पाई जाती है, लेकिन हर उम्र के लोग इससे तकलीफ पा सकते हैं।

क्या कोई खास मौसम टॉन्सिलाइटिस को बढ़ावा देता है ?

हाँ, ठंड के दिनों में यह अधिक आम होती है। शायद सर्दी बैक्टीरिया के फैलने में सहायक होती है।

तो क्या टॉन्सिलाइटिस का संक्रमण भी हवा के जरिए होता है ?

हाँ, मरीज के खाँसने पर बैक्टीरिया हवा में पहुँच जाते हैं और जिस किसी को कमजोर पाते हैं, उसे ही घेर लेते हैं। सीधा संपर्क और मरीज के साथ उसके जूठे बरतनों में खाने से भी संक्रमण हो सकता है।

टॉन्सिलाइटिस में कौन-कौन से टेस्ट उपयोगी होते हैं ?

निदान तो गले को टॉर्च से देखने पर ही स्पष्ट हो जाता है। बढ़े हुए टॉन्सिल और उनमें मवाद की बूँदें अपनी पूरी रामकहानी बता देती हैं। गर्दन में भी गिल्टियाँ मिल सकती हैं।

टेस्ट के तौर पर अकेला महत्त्वपूर्ण टेस्ट गले की यह जाँच है कि कौन से बैक्टीरिया ने धावा बोला है। थ्रोट कल्चर की जाँच यही देखने के लिए की जाती है।

एक्यूट टॉन्सिलाइटिस का इलाज क्या है ?

बिस्तर में लेटकर पूरा आराम करिए, खूब मात्रा में पानी पीजिए, बिलकुल नरम चीजें खाइए-पीजिए जिन्हें निगलने में कम तकलीफ हो, और डॉक्टर की बताई हुई दवा लीजिए।

दवाओं में ऐंटिबॉयटिक सबसे महत्त्वपूर्ण हैं, जिन्हें कम-से-कम पाँच दिन जरूर लेना चाहिए। कुछ मामलों में इन्हें दस दिन भी लेना पड़ सकता है। साथ में दर्द, सूजन और बुखार कम करने वाली दवा भी लेनी पड़ती है।

किसी-किसी मामले में इन्फेक्शन इतना तीव्र होता है कि टॉन्सिल के आसपास के क्षेत्र में भी मवाद इकट्ठा हो जाता है। इस स्थिति में संक्रमण से लड़ने के लिए मरीज को नस से द्रव और ऐंटिबॉयटिक दिए जाते हैं और मवाद अधिक होने पर चीरा देकर उसे बाहर निकालना पड़ता है।

टॉन्सिलाइटिस बार-बार हो, तब क्या इलाज किया जाता है ?

इलाज तो यही रहता है, लेकिन यदि साल-पर-साल वर्ष में तीन या तीन से अधिक बार टॉन्सिलाइटिस हो या टॉन्सिल सदा ही इतने सूजे

रहें कि निगलने और साँस लेने में दिक्कत होने लगे, तो इन्हें ऑपरेशन द्वारा निकाला जा सकता है। यह एक सामान्य ऑपरेशन है जिसमें जीवन का जोखिम न के बराबर है और एक-दो दिन बाद ही अस्पताल से छुट्टी मिल जाती है। वयस्कों में तो यह ऑपरेशन गले का भाग सुन्न करके ही किया जा सकता है लेकिन बच्चों में बेहोशी की दवा (जनरल एनेस्थीसिया) देनी इसलिए जरूरी होता है ताकि वे हिलें-डुलें नहीं और भयभीत न हों।

लेकिन टॉन्सिल तो गले के पहरेदार हैं, उन्हें निकाल देने से तो स्वास्थ्य पर बुरा असर पड़ता ही होगा ?

यह सोचना ठीक है, लेकिन अब तक ऐसे कोई संकेत नहीं मिले हैं कि उन्हें निकलवाने के बाद व्यक्ति की रोगों से लड़ने की ताकत घट जाती हो।

फिर भी जब तक जरूरी न हो, इन्हें निकलवाने में हड़बड़ी भी नहीं दिखानी चाहिए। अक्सर किशोर अवस्था में आकर ये अपने से ही सिकुड़ जाते हैं।

कान बहना

(सपूरेटिव ओटाइटिस मीडिया)

कान का बहना आमफहम समस्या है। यह किसी भी उम्र में हो सकती है। इसमें कान के बीच के भाग में सूक्ष्मजीवियों का राज हो जाता है, मवाद बनने लगता है और यही मवाद कान के परदे में छेद पैदा कर कान से बाहर आता रहता है। इसकी ओर ढिलाई दिखाने से न सिर्फ कान बहरा हो जाता है, बल्कि जीवन भी खतरे में पड़ सकता है।

कान क्यों और कब बहता है ?

बनावट के हिसाब से कान तीन हिस्सों में बँटा है। सिर के बाहर की तरफ चोंगे की तरह निकले हुए कान के अंदर जो सुरंग जा रही है, यह तकरीबन एक इंच लंबी है और एक झिल्ली पर जाकर खत्म होती है। यह झिल्ली ही दरअसल कान का परदा है, जिसके पार भीतर की ओर कान का बीच का भाग है। यह एक छोटी-सी नली (यूस्टेशियन ट्यूब) द्वारा गले से मिला हुआ है। इस भाग में तीन छोटी-छोटी हड्डियाँ भी हैं, जिनमें से एक, कान के सबसे भीतरी भाग से जुड़ी हुई है।

कान की बनावट के बारे में इतना-भर जान लेना विषय को समझने के लिए काफी है।

अंदर ही अंदर से जुड़े होने के कारण कान का बीच का भाग ज़रा से सरदी-जुकाम में भी हमलावर सूक्ष्मजीवियों की चपेट में आ सकता है। इनफ्लूएंजा, खसरा, गले की सूजन जैसी आमफहम बीमारियों में सूक्ष्मजीवी चुपचाप अंदर के चोर रास्ते से कान के बीच के भाग

में पहुँच सकते हैं। इसी तरह ताल, तालाब, नदी में तैरते और नहाते समय कान के अंदर गंदा पानी जाने से भी परेशानी पैदा हो सकती है।

कान के बीच के भाग में सूक्ष्मजीवियों के हमला बोलने से कान पक जाता है। उसमें मवाद बनने लगता है, जिसे बाहर जाने को कोई रास्ता नहीं मिलता। उसी के जोर से फिर कान के परदे में छेद हो जाता है और मवाद छेद से बाहर जाने लगता है।

परदे में बना यह छेद, सूक्ष्मजीवियों के कान के भीतर जाने का नया आसान रास्ता बन जाता है। इससे कान का बीच का भाग बार-बार पकने लगता है और कान बार-बार बहने लगता है।

कान के पकने के क्या लक्षण हैं ?

कान में कसक-भरा असहनीय दर्द होता है। खूब बेचैनी होती है। बुखार हो जाता है। सुनने में तकलीफ होती है। बहुत छोटे बच्चे को

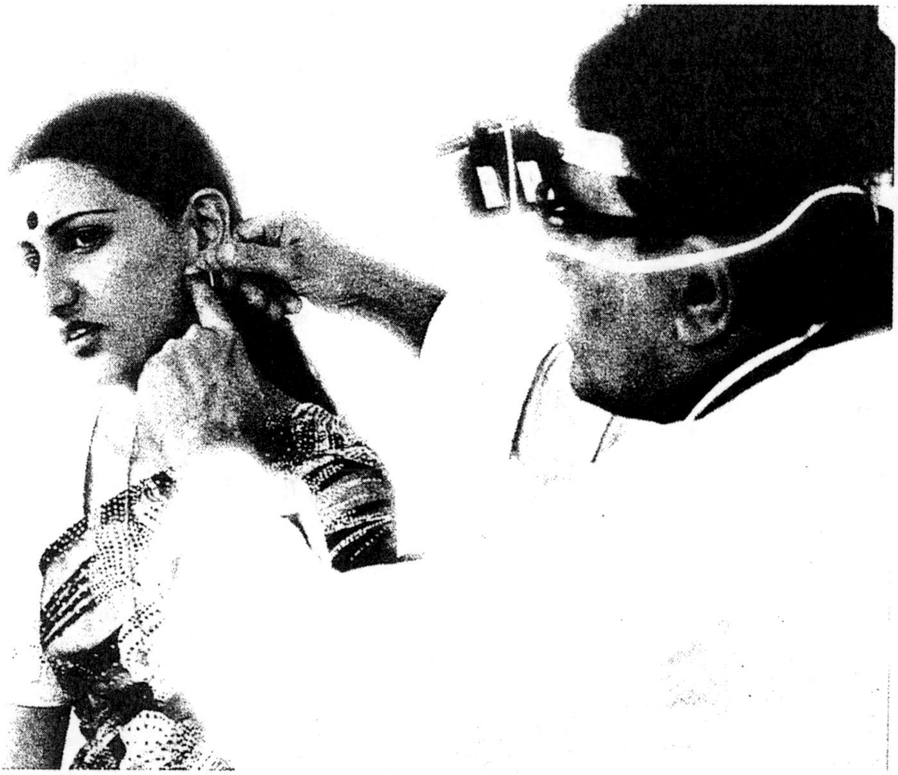

तकलीफ हो, तो वह दर्द के मारे खूब चिल्लाता है और अपना कान पकड़ कर खींचता है।

कोई कान में दर्द शुरू होने के साथ ही डॉक्टर को दिखा ले और सही दवा शुरू कर दे, तभी उसका परदा बच सकता है। वरना या तो कुदरतन ही उसमें छेद हो जाता है और मवाद बाहर आने से दर्द कम हो जाता है या दर्द से राहत दिलाने के लिए विशेषज्ञ को कान में छेद बनाना पड़ता है।

कान के पकने पर क्या इलाज किया जाता है ?

परदा अगर फटा नहीं हो तो उसे बचाने की कोशिश की जाती है। ऐसे में मरीज को आराम की सख्त जरूरत होती है। दर्द दूर करने के लिए उसे कान पर गर्म सेंक के साथ खाने की दर्द-निवारक दवा दी जाती है। हमलावर बैक्टीरिया से लड़ने के लिए ऐंटिबॉयटिक दिए जाते हैं। साथ ही, कान और गले को मिलानेवाली नली साफ रखने के लिए चार-चार घंटे के अंतर से नाक में दवा डालनी पड़ती है और भाप लेनी पड़ती है। कई बार इसी से स्थिति सँभल जाती है और पाँच-सात दिनों की दवा खाकर मरीज स्वस्थ हो जाता है।

जिन मरीजों के परदे में छेद हो चुका होता है, या सर्जन ने छेद बनाया होता है, उन्हें ऐंटिबॉयटिक दवा दी जाती है और कान को साफ कर उसमें रुई की बत्ती छोड़ दी जाती है ताकि कान में से जो मवाद निकले वह उसमें सोख ली जाए। जब तक मवाद निकलना बंद नहीं होता, तब तक बत्ती बार-बार बदली जाती है। धीरे-धीरे कान सूखने लगता है। उसके अच्छी तरह सूखने में एक से लेकर दो-तीन हफ्ते लग जाते हैं।

लेकिन कुछ लोगों का कान बार-बार पकता रहता है, ऐसा क्यों ?

इसके बहुत से कारण हो सकते हैं। परदे में बना छेद अगर भरे नहीं, तो उससे बैक्टीरिया बार-बार अंदर पहुँच जाते हैं और परेशानी खड़ी कर देते हैं। पर साइनस, गलसुए (टॉन्सिल) और गले के पिछले भाग की ग्रंथियों (ऐडिनॉयड) में सूजन बनी रहने से भी कान बार-बार पक सकता है।

क्या कान का बार-बार पकना ख़तरनाक नहीं ?

बिलकुल है, इससे कान के भीतर की हड्डियों पर बुरा असर होना लाजिमी है। लेकिन मामला बिगड़ने से सिर की मेस्टॉयड हड्डी भी गलना शुरू हो सकती है। इससे खतरा बढ़ जाता है। सूजन कपाल के भीतर पहुँच सकती है, मेननजाइटिस हो सकती है, नसों में खून का कतरा फँस सकता है, मस्तिष्क के किसी हिस्से में फोड़ा हो सकता है और जान मुँह को आ सकती है। पर यह जोखिम उन लोगों में होता है, जो रोग को बढ़ने देते हैं, फिर भी लापरवाह बने रहते हैं।

इस बार-बार की परेशानी से बचने का क्या तरीका है ?

कान में पीप पड़ने के पहली बार ही ई. एन. टी. सर्जन से सलाह लेनी चाहिए और पूरा इलाज कराना चाहिए। अगर कान के परदे का सुराख भरे नहीं, तो कान को साफ और सूखा बनाए रखना बिलकुल जरूरी हो जाता है। नाक को कभी भी ज्यादा जोर से साफ नहीं करना चाहिए, क्योंकि ऐसा करने से नाक और गले के सूक्ष्मजीवी यूस्टेशियन ट्यूब से होते हुए कान के बीच के भाग में पहुँच जाते हैं।

परदे में बड़ा छेद होने पर, ऑपरेशन से उसे ढँकना जरूरी हो जाता है। ई.एन.टी. सर्जन यह सलाह दे तो ऑपरेशन को बहुत दिनों तक टालना ठीक नहीं होता। ऑपरेशन से कान की सुनने की ताकत में तो सुधार आता ही है, बार-बार कान पकने की समस्या से भी छुटकारा मिल जाता है।

बधिरता

(डेफनेस)

कुदरत की हर रचना में एक दिव्य सम्मोहक संगीत है। झूमते-लहराते पत्तों की फुसफुसाहट, हवा की मीठी सनसनाहट, पक्षियों की चहचहाहट, झरने, नदी, सागर और बरखा में पानी के ही अलग-अलग सुर, बादलों का गर्जन, दिल की धड़कन ये सभी उसी संगीत के सुरीले राग हैं। लेकिन हमारे कान साथ न दें, सुनने की ताकत कमजोर हो जाए तो यह सारा ध्वनि-संसार सूना हो जाता है। लेकिन कोई चाहे तो इस नीरवता से बचा जा सकता है। छोटे- छोटे उपाय हमें बधिर होने से बचा सकते हैं और वैज्ञानिकों ने यह व्यवस्था भी कर दी है कि सुनने की खोई हुई क्षमता लौट सकती है।

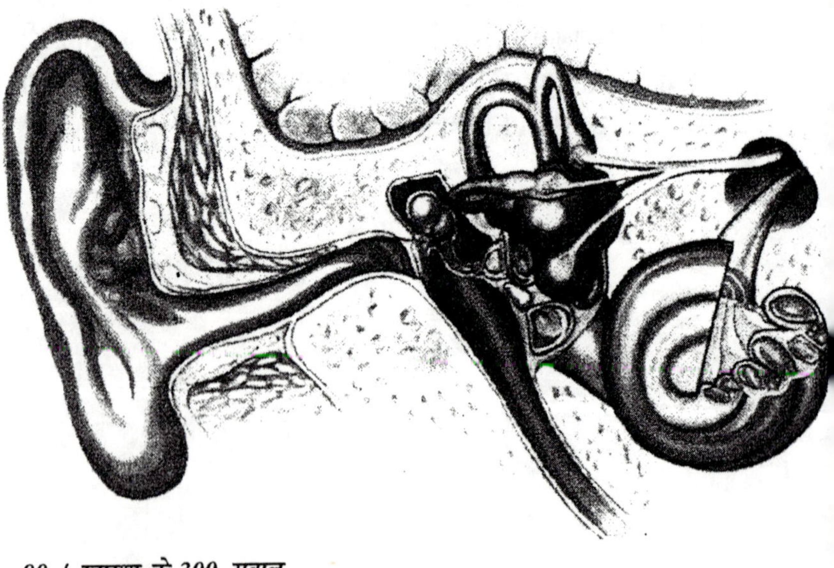

हमारी सुनने की ताकत किस पर निर्भर करती है ?

कान जो हमें दिखाई देते हैं, उनके भीतरी कल-पुर्जे, शंख जैसा कॉकलिया, उससे उठती विद्युत-तरंगें, तरंगों को मस्तिष्क तक ले जाने वाली श्रुति-तंत्रिका और मस्तिष्क का श्रुति-केंद्र—इन सबके मिल-जुलकर और ठीक से काम करने पर ही हम स्वस्थ रूप से सुन पाते हैं।

तब तो इनमें से किसी एक के भी काम बंद कर देने पर सुनना बंद हो जाता होगा ?

हाँ, बंद न भी हो, असर जरूर पड़ता है। कान में ही मैल भर जाए या फुंसी हो जाए, तब भी सुनने में बाधा होती है न ! इसी तरह कान के परदे में छेद हो जाए, परदा ठीक से तना न रहकर अंदर की ओर खिंच जाए, कान के अंदर की छोटी-छोटी हड्डियाँ ठीक से काम न करें तो आवाज की लहरें कॉकलिया तक ही नहीं पहुँच पातीं। यह बधिरता कंडक्टिव डेफनेस के दर्जे में आती है।

लेकिन कुछ मामलों में यह संवाहन बिलकुल सामान्य होता है और पूरी समस्या कॉकलिया या श्रुति-तंत्रिका की होती है। इसे सेंसरी-न्यूरल डेफनेस कहा जाता है।

कुछ बच्चे जन्म से ही बधिर होते हैं, ऐसा क्यों ?

इसके कई कारण हो सकते हैं। माँ को गर्भावस्था में रुबेला (एक तरह की छोटी चेचक) हो जाए, माँ और पिता का खून आपस में बेमेल हो, गर्भावस्था में माँ को एस्प्रिन, क्लोरोक्वीन, कुनैन, स्ट्रेप्टोमाइसिन जैसी कोई दवा दे दी जाए, प्रसव के समय बच्चे को ऑक्सीजन की कमी हो जाए तो बच्चा जन्म से बधिर हो सकता है।

शुरू की उम्र में खसरा, कनपेड़ा (मम्पस), मेनिन्जाइटिस, कान की हड्डी में इन्फेक्शन हो जाने से भी कुछ बच्चे सुनने की ताकत गँवा देते हैं।

कुछ में आनुवंशिक रूप से ही बधिरता होती है और कुछ में पूरी छानबीन के बाद भी ठीक-ठाक पता नहीं चलता कि बधिरता क्यों हुई।

इस बालपन की बधिरता को कोई कैसे पहचान सकता है ?

माता-पिता, दादी-नानी ही यह शंका उठाते हैं कि बच्चा शायद ठीक से सुनता नहीं। लेकिन कोई शिशु यदि एक वर्ष का होने के बाद भी बिलकुल कुछ नहीं बोल पाता और ध्वनियाँ उसे आकर्षित नहीं करतीं, तो जाँच करा लेना जरूरी हो जाता है। यदि जीवन के प्रथम वर्ष में बधिरता का पता चल जाता है, तो इलाज से सुधार की अच्छी संभावना रहती है।

बच्चे को क्या इलाज दिया जा सकता है ?

तुरंत हियरिंग एड लगाई जाती है और विशेष ट्रेनिंग द्वारा उसके सुनने की क्षमता बढ़ाने की कोशिश होती है। थोड़ा बड़ा होने पर उसे होंठ पढ़ने की सीख भी दी जाती है। कई बच्चे इस मदद से सामान्य वाक्-क्षमता भी विकसित कर लेते हैं और समाज में सामान्य रूप से जीने के काबिल हो जाते हैं।

कुछ मामलों में कृत्रिम कॉकलिया भी ऑपरेशन द्वारा भीतर लगाया जाता है। लेकिन यह एक बहुत महँगा सौदा है, जो किसी-किसी के ही काम आ पाता है।

और बुढ़ापे में सुनना क्यों कम हो जाता है ?

वृद्धावस्था में मस्तिष्क का श्रुति-केंद्र और कान के कल-पुर्जे, दोनों ही कमजोर पड़ जाते हैं। इससे भीड़-भाड़वाले क्षेत्रों में सुनने में खासी दिक्कत होती है।

इसका समाधान क्या है ?

किस प्रकार की बधिरता है, यह जानने के लिए ऑडियोमिट्री टेस्ट करने के बाद उपयुक्त फ्रीक्वेंसी की हियरिंग एड देना ही इसका सबसे सार्थक समाधान है।

बधिरता से बचने के लिए कोई क्या-क्या उपाय कर सकता है ?

कान में किसी भी प्रकार का इन्फेक्शन हो, कान चुए, उससे मवाद

निकले तो तुरंत उसका इलाज कराएँ।

एस्प्रिन, क्लोरोक्वीन, इरिथ्रोमाइसिन, फ्रूसेमाइड, स्ट्रेप्टोमाइसिन और इन जैसी ही कुछ और दवाएँ भी बधिरता पैदा करती हैं। उन्हें तभी लें, जब डॉक्टर की सलाह हो।

शोर से बचें। हर समय हर तरफ शोर बना रहे, तो कान सुनना बंद कर देते हैं। घर पर रेडियो, टेलीविजन, टेपरिकॉर्डर कभी ऊँचा न लगाएँ। शादी-ब्याह, पार्टी, जागरण सभी के लिए खुशी का मौका होता है, लेकिन बेचारे कानों पर भी रहम खाएँ। मोटरसाइकिल, स्कूटर, कार, ट्रक आदि जो भी वाहन चलाएँ, ध्यान रखें कि उनका साइलेंसर ठीक से काम करता हो।

किसी ऐसे क्षेत्र में रहते या काम करते हों जहाँ सदा शोर रहता हो, तो मन ही मन कान में उँगली डालने के बजाय इयर प्लग्स का सदुपयोग करें।

खंड चार

जोड़ों और हड्डियों के रोग

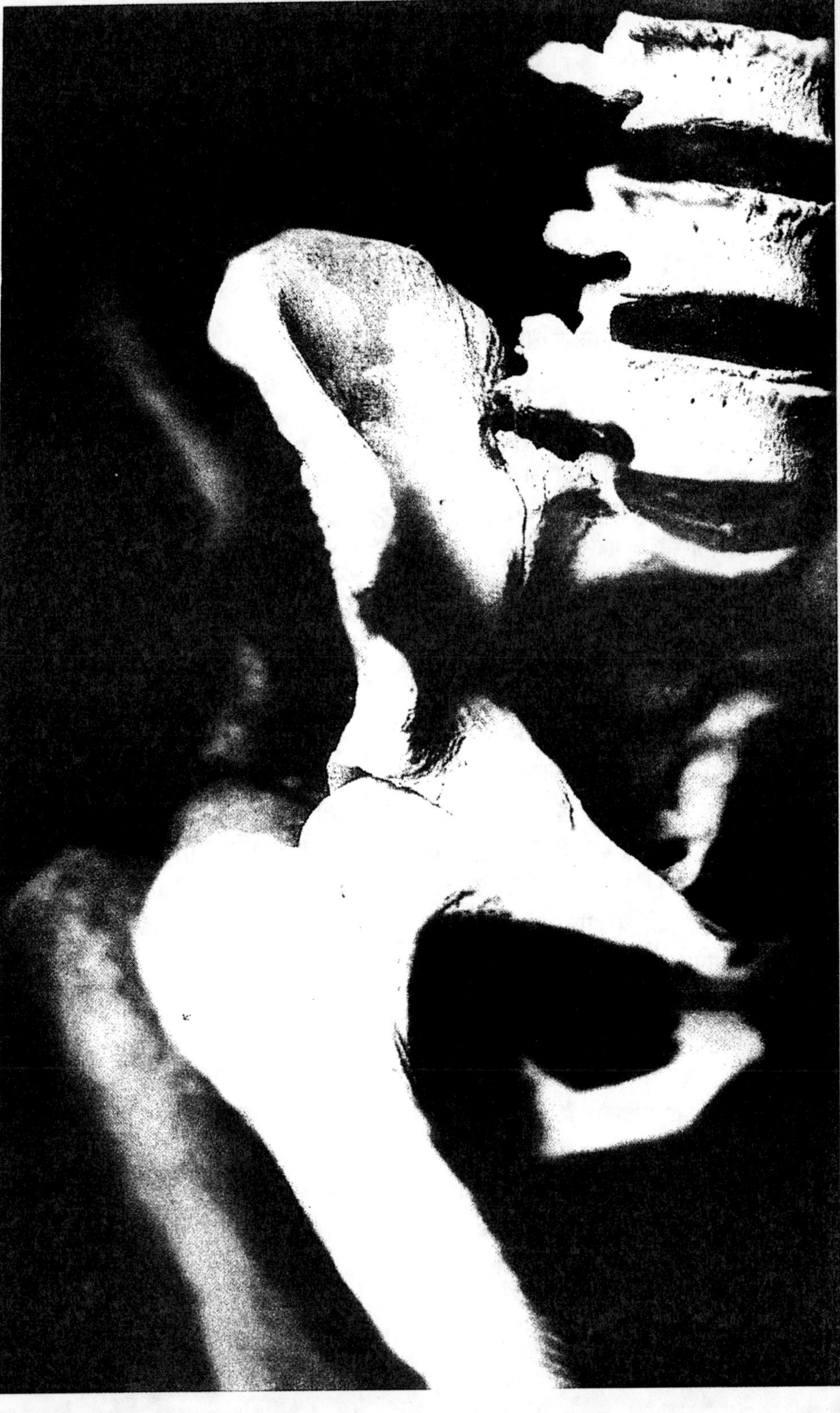

गर्दन की स्पॉन्डिलॉसिस

(सरवाइकल स्पॉन्डिलॉसिस)

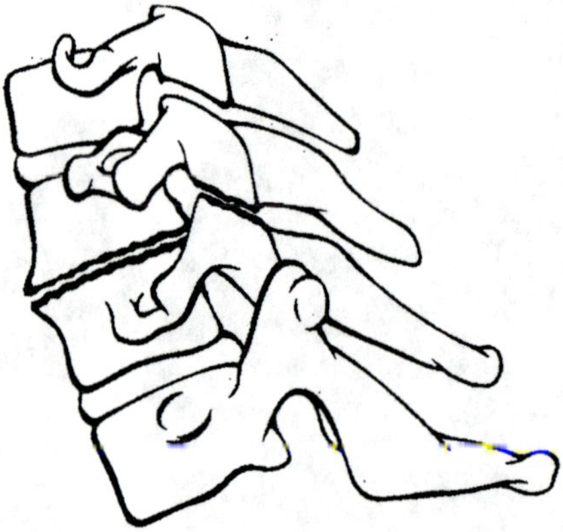

समय के साथ हर चीज बदल जाती है। यही हाल होता है स्वस्थ, सुकुमार, हंसिनी-सी गर्दन का। बेचारी का उम्र के साथ-साथ ऐसा हाल हो जाता है कि इधर से उधर घूमने और ऊपर-नीचे मुडने में ही उसे दर्द होने लगता है। उसकी हड्डियाँ और जोड़ जगह-जगह से घिस जाते हैं और कहीं-कहीं उनमें ऐसी चोंचें निकल आती हैं कि उनमें सुकून से रहनेवाली तंत्रिकाएँ और पास से गुजरनेवाली धमनियाँ भिंचने लगती हैं। पैंतीस-चालीस की उम्र के बाद सरवाइकल स्पॉन्डिलॉसिस सचमुच आदमी को परेशानी में डाल देती है। समय से इलाज और गर्दन की मांसपेशियों को सशक्त बनाना ही इसका समाधान है।

सरवाइकल स्पॉन्डिलॉसिस क्या है ?

यह उम्र के साथ, गर्दन की हड्डियों और उनके आपस के जोड़ों में आया विकार है, जिससे उनके भीतर सुरक्षित मेरुरज्जु (स्पाइनल कॉर्ड) और मेरुरज्जु से निकल रही तंत्रिकाओं (नर्व) पर जोर पड़ने लगता है। यह किसी तरह का संधि-शोथ नहीं है, बल्कि उम्र की टूट-फूट है जिसमें (1) हड्डियों के बीच की चक्रिका (डिस्क) या तो सूखकर छोटी

हो जाती है या अपनी जगह से खिसक जाती है, (2) कशेरुकाओं (वर्टिब्रा) के पिछले और अगले हिस्से में नई हड्डी बनने से नोकें बन जाती हैं, (3) हड्डियों के जोड़ अपनी जगह से हिल जाते हैं और कहीं-कहीं हड्डी के बढ़ने से उनमें विकार आ जाता है, और नतीजतन दो कशेरुकाओं के बीच से निकलनेवाली तंत्रिकाओं पर दबाव पड़ सकता है। किसी-किसी में मेरुरज्जु भी दबने लगती है। कुछ में पास से गुजरती धमनियों पर भी जोर पड़ने लगता है।

इससे क्या-क्या तकलीफें हो सकती हैं ?

गर्दन के पिछले हिस्से में दर्द हो सकता है। कौन-कौन सी तंत्रिकाएँ भिंचती हैं, इसके आधार पर सिर के पिछले हिस्से, कंधे, बाँह, हाथ और छाती में दर्द बना रह सकता है। यह दर्द गर्दन को हिलाने-डुलाने और ऊपर ले जाने पर बढ़ जाता है। गर्दन की सक्रियता कम हो जाती है और वह जकड़ सी जाती है।

कुछ मामलों में हाथ-बाँह में चींटियाँ-सी रेंगती महसूस होती हैं, हाथ और बाँह सुन्न हो जाते हैं या उनकी ताकत भी कम होती लगती है। कुछ को चक्कर आने लगते हैं। चलना-फिरना मुश्किल हो जाता है।

सरवाइकल स्पॉन्डिलॉसिस की पुष्टि करने के लिए डॉक्टर क्या-क्या जाँच कराते हैं ?

यों तो शारीरिक लक्षणों से ही काफी-कुछ जानकारी मिल जाती है, पर अक्सर गर्दन का एक्स-रे तो कराया ही जाता है। कुछ मामलों में गर्दन का सी. टी. स्कैन या एम. आर. आई. भी कराया जाता है कि पता लग सके मेरुरज्जु और तंत्रिकाओं पर कहाँ, कितना और कैसा दबाव पड़ रहा है।

इसके इलाज के लिए किस विशेषज्ञ के पास जाना चाहिए ?

रिहैबिलिटेशन मेडिसिन के विशेषज्ञ या आर्थोपेडिक सर्जन के पास दिखाना सबसे अच्छा रहता है। फिर आगे के इलाज के लिए फिजियोथैरेपिस्ट का योगदान सबसे महत्त्वपूर्ण होता है।

सरवाइकल स्पॉन्डिलॉसिस का इलाज कैसे किया जाता है ?

शुरू में जब तकलीफ ज्यादा होती है, आराम देना ही सबसे बड़ा लक्ष्य होता है। इसके लिए गर्दन को नरम कॉलर में बंद करके रखना होता है, ताकि गर्दन हिले-डुले नहीं; एक ही विश्राम की मुद्रा में रहे। इसके लिए कॉलर ठीक तरह से और सही मुद्रा में लगाना बहुत जरूरी है। दर्द और सूजन दूर करने के लिए साथ ही में दर्द व सूजन-निवारक दवा और मांसपेशियों की ऐंठन दूर करनेवाली दवा दी जाती है। जिन्हें चक्कर आने की परेशानी होती है, उन्हें मस्तिष्क में खून का दौरा बढ़ाने वाली दवा, जैसे सिननेरिज़िन दी जाती है।

जैसे-जैसे लक्षणों की तीव्रता शांत होती है, गर्दन की सामान्य सक्रियता को धीरे-धीरे लौटाना महत्त्वपूर्ण हो जाता है। जिन मरीजों में लक्षण तीव्र नहीं होते, उनमें शुरुआत ही इसी से की जाती है। तकलीफ पा रहे हिस्से को शार्ट वेव डायाथर्मी या गर्म पानी में भीगी चादर से सेंक दिया जाता है ताकि तनी हुई मांसपेशियाँ शांत हो सकें। जरूरी होने पर अब कुछ विशेषज्ञ ट्रैक्शन भी देते हैं, ताकि कशेरुकाओं के बीच भिंच रही तंत्रिकाएँ दबाव से मुक्त हो सकें।

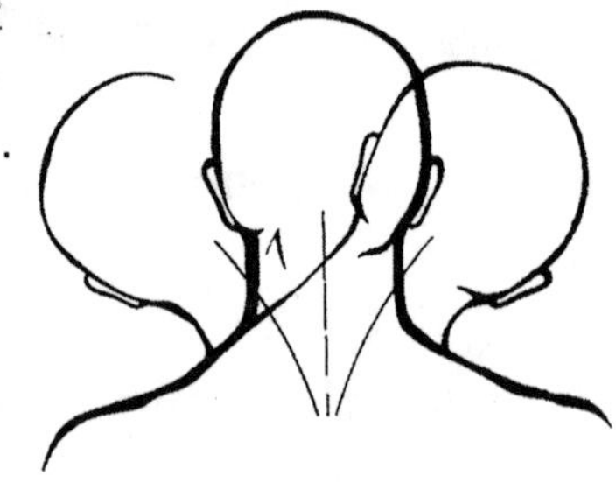

जैसे-जैसे स्थिति और सुधरती है, गर्दन के हलके व्यायाम शुरू कर दिए जाते हैं, जिन्हें जीवनचर्या में ढालना सदा उपयोगी रहता है। ये व्यायाम बिलकुल सलीके से और बिना जोर-जबरदस्ती, बगैर किसी झटके के करना निहायत जरूरी होता है। गलत विधि से किए गए व्यायाम आराम देने की बजाय तकलीफ को बढ़ा और बिगाड़ सकते हैं।

गर्दन के लिए उपयुक्त पतला तकिया और गर्दन का रोजाना के जीवन में सही इस्तेमाल सीखना-जानना भी जरूरी होता है।

चंद मामलों में जहाँ मेरुरज्जु और तंत्रिकाओं पर से सामान्य रूप से दबाव दूर करना संभव नहीं दिखता, मेरुदंड का ऑपरेशन करने की भी जरूरत पड़ सकती है।

कमर की स्पॉन्डिलॉसिस

(लंबर स्पॉन्डिलॉसिस)

अधेड़ उम्र में आने के बाद कमर किसी भी समय धोखा दे सकती है। उसकी मजबूत हड्डियाँ और जोड़ जीवन का बोझ ढोते हुए इतने घिस और टूट-फूट जाते हैं कि रीढ़ से निकल रही तंत्रिकाएँ ज़रा सी ऊँच-नीच होते ही मुश्किल में पड़ जाती हैं। डर स्लिप्ड डिस्क का भी रहता है कि रीढ़ के बीच की कोई चक्रिका अपना स्थान छोड़ इधर-उधर सरक जाए और अचानक ही दर्द से जीवन दूभर कर दे।

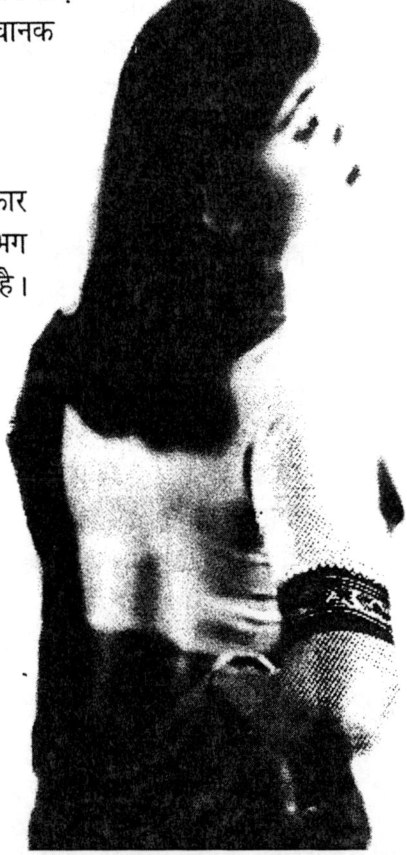

लंबर स्पॉन्डिलॉसिस क्या है ?

यह कमर की रीढ़ का विकार है, जो उम्र बढ़ने के साथ लगभग हर किसी को हो जाता है। ठीक जैसे गर्दन की स्पॉन्डिलॉसिस में होता है, वैसे ही इसमें कमर की कशेरुकाओं (वर्टिब्रा) और उनके जोड़ों में टूट-फूट हो जाती है। कहीं हड्डी घिस जाती है, कहीं-कहीं मरम्मत के तौर पर उसमें नई हड्डी

उठ आती है। किसी-किसी स्थान पर दो कशेरुकाओं के बीच की चक्रिका या तो सूखकर दब जाती है या अपनी जगह से हट जाती है।

इससे रीढ़ से निकलनेवाली तंत्रिकाओं पर दबाव आ सकता है और मेरुरज्जु भी कहीं-कहीं जरा-बहुत दब सकती है।

ऐसे में क्या-क्या परेशानियाँ हो जाती हैं ?

सुबह उठने पर कमर अकड़ी हुई मालूम होती है, उसमें दर्द होता है। थोड़ा-बहुत चलने या सीधा लेटने से आराम मिलता है। ज्यादा देर तक कहीं बैठे या खड़े रह गए तो दर्द बढ़ जाता है। मोटे व्यक्तियों को तकलीफ अधिक होती है, चूँकि रीढ़ ही पूरा वजन उठाती है। अतिरिक्त थकान और तनाव से परेशानी बढ़ जाती है, क्योंकि मांसपेशियों में तनाव हो जाता है।

रीढ़ से निकलनेवाली कौन-कौन सी तंत्रिकाएँ भिंचती हैं, इसके आधार पर नितंब, जाँघ और टाँग का कोई एक या अधिक भाग सुन्न हो जाता है, उसमें झनझनाहट होती है, चींटियाँ रेंगती मालूम होती हैं और उसकी ताकत कम हो जाती है।

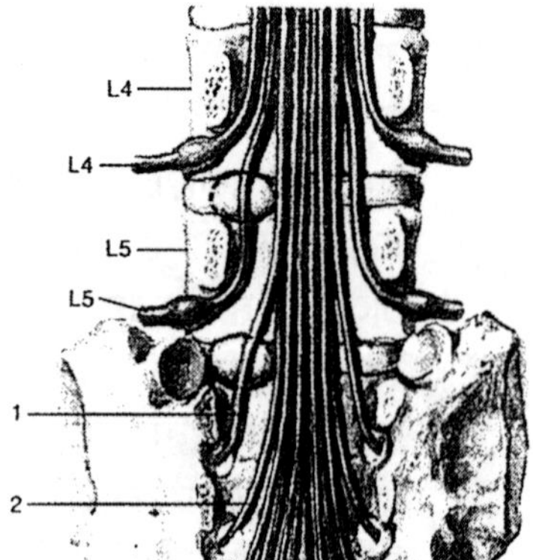

सायेटिका का लक्षण भी इसी तरह उपजता है। इसमें दर्द नितंब से शुरू होकर जाँघ के पिछले और बाहरी हिस्से और टाँग की पिंडली से गुजरते हुए पैर तक जाता है।

डिस्क प्रोलेप्स में भी दर्द, झनझनाहट, सुन्न होने और मांसपेशियाँ कमजोर होने के लक्षण प्रकट होते हैं। पर यह तकलीफ किसी भी उम्र में और खासकर तीस-पचास के बीच उठती है। शुरुआत अक्सर अचानक कमर के निचले भाग में दर्द उठने से होती है और उसके चंद घंटे पहले

या तो कोई भारी चीज उठाई गई होती है या कमर में लचक आई होती है। आगे की तरफ झुकने, छींक आने और जोर लगाने पर दर्द बढ़ जाता है और मांसपेशियाँ तनाव से भिंच जाती हैं। लेटने पर आराम मिलता है। लक्षणों के तेवर इस बात पर भी निर्भर करते हैं कि मेरुरज्जु और तंत्रिकाओं पर डिस्क कितना दबाव डाल रही है।

लंबर स्पॉन्डिलॉसिस और डिस्क प्रोलेप्स की शंका होने पर क्या-क्या जाँच-परीक्षण किए जाते हैं ?

निपुण डॉक्टर शारीरिक लक्षणों से ही बहुत-कुछ जान जाता है। लंबर स्पाइन के एक्स-रे में भी हड्डियों और जोड़ों की टूट-फूट और विकृतियाँ नजर आ जाती हैं। सूक्ष्म अध्ययन के लिए कमर का सी.टी. स्कैन और एम.आर.आई. जाँच उपयोगी साबित होते हैं।

स्लिप्ड डिस्क के लिए या तो सी.टी. या एम.आर.आई. स्कैन करना ही निर्णायक सिद्ध होता है।

जाँच और इलाज के लिए शुरू में किस विशेषज्ञ के पास जाना चाहिए ?

या तो किसी रिहैबिलिटेशन मेडिसन के विशेषज्ञ या आर्थोपेडिक सर्जन के पास। शारीरिक जाँच करने के बाद यह विशेषज्ञ जरूरत के अनुसार आगे की जाँच-पड़ताल के लिए रेडियोलॉजिस्ट के पास, शारीरिक मुद्राओं में सुधार के लिए ऑक्यूपेशनल थैरेपिस्ट के पास और सिंकाई, ट्रैक्शन और व्यायाम के लिए फिजियोथैरेपिस्ट के पास भेजते हैं। प्रत्येक की भूमिका उपचार की सफलता में महत्त्वपूर्ण होती है।

लंबर स्पॉन्डिलॉसिस का क्या इलाज है ?

यह लक्षणों की तीव्रता पर निर्भर करता है। डिस्क प्रोलेप्स के लक्षण होने पर शुरू में पूरा आराम करना होता है और जरूरत के हिसाब से किसी-किसी मामले में भिंची हुई तंत्रिका को छुड़ाने के लिए बिस्तर में ही ट्रैक्शन भी लगाया जाता है। कम उम्र के रोगियों में कई बार आरंभिक अवस्था में स्पाइनल सर्जरी की जाती है जिसमें खिसकी हुई डिस्क का रोगग्रस्त भाग निकाल दिया जाता है। यह ऑपरेशन

तकलीफ शुरू होने के पहले छह महीनों में किया जाए, तभी पूरा लाभ मिलता है।

जिनमें रोग पुराना हो चुका होता है, दर्द से राहत दिलाने के लिए गर्म पानी की सेंक, डायथर्मी या लेजर का सेंक बताया जाता है और शुरू के कुछ हफ्तों के लिए दर्द और सूजन-निवारक दवा दी जाती है। जैसे-जैसे मांसपेशियों में तनाव कम होता है, कमर की कमजोर मांसपेशियों की ताकत और लोच बढ़ाने के लिए उपयुक्त व्यायाम शुरू किए जाते हैं।

ये व्यायाम अनिवार्य होते हैं। इनसे मांसपेशियाँ सशक्त बनती हैं और उनका तनाव मिटता है, जिससे रीढ़ आगे भी स्वस्थ रह पाती है।

उठने-बैठने, चलने-फिरने और खड़े होने की मुद्राओं में भी स्थायी सुधार बहुत जरूरी होता है। कुछ छोटी-छोटी सावधानियाँ ही रीढ़ की उम्र बढ़ा देती हैं।

मोटापे का रोग होने पर पूरा संकल्प लेकर उसे घटाने की भी सख्त जरूरत होती है जिससे कि रीढ़ राहत की साँस ले सके।

कोई पूरी सावधानियाँ बरते, जीवन में अनुशासन ले आए और नियम से व्यायाम करे तो कुछ ही हफ्तों में कमर हृष्ट-पुष्ट हो जाती है।

आम जीवन में कमर के स्वास्थ्य को ध्यान में रखकर क्या-क्या सावधानियाँ जरूरी हैं ?

सोने के लिए अधिक-से-अधिक तीन इंच ऊँचे कॉयर फॉम के गद्दे और तख्त या प्लाईवाले पलंग का प्रयोग करें।

लिखने-पढ़ने और कंप्यूटर आदि पर कामकाज करने के लिए सही मेज-कुर्सी इस्तेमाल करें ताकि कमर झुकानी न पड़े और जाँघों और घुटनों पर भी जोर न पड़े।

जमीन से कोई चीज उठानी हो तो पहले जमीन पर सीधा बैठें, चीज उठाकर छाती के पास ले जाएँ और फिर आराम से सीधे उठकर खड़े हो जाएँ। कभी भी खड़े-खड़े आगे झुककर चीज उठाने की कोशिश न करें।

लंबे समय तक एकसाथ खड़े होने से बचें। जरूरी ही हो, तो सीधे तनकर खड़े हों। यह नहीं कि ढीली मुद्रा में खड़े रहें और पूरा वजन रीढ़ पर डालते रहें।

कहीं दूर तक कोई वजन उठाकर ले जाना हो, तो बेहतर है कि या तो उसे दोनों हाथों में बराबर बाँट लें या उसके लिए कोई ट्रॉली का इस्तेमाल करें।

कभी अधिक ऊँची एड़ी वाले जूते-चप्पल न पहनें।

अचानक ही कोई ऐसा मुश्किल व्यायाम न करें जिससे कि रीढ़ पर जोर पड़ने का खतरा हो। जिस आदमी के शरीर में लोच की कमी हो, उसके लिए अचानक शुरू किए गए योगासन भी तकलीफदेह साबित हो सकते हैं। वेटलिफ्टिंग और जिमनेस्टिक्स निस्संदेह उपयोगी व्यायाम हैं, पर जिसका शरीर इनके लिए अभ्यस्त न हो, उसे इनसे बहुत क्षति हो सकती है।

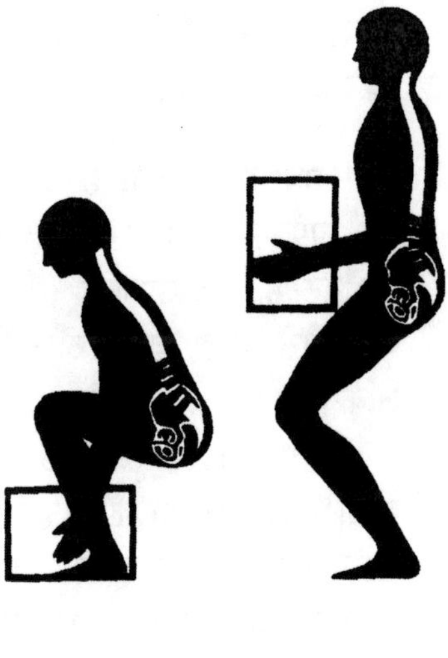

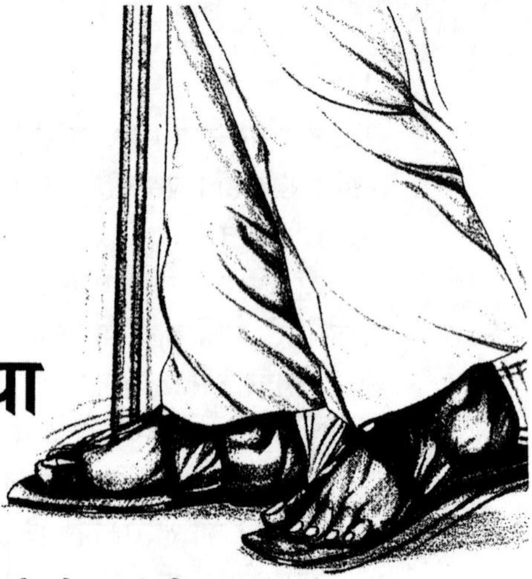

बुढ़ापे का गठिया

(ऑस्टिओ-आर्थराइटिस)

बुढ़ापे के साथ सभी पुरानी चोटें हरी हो जाती हैं। जोड़ों में उम्र के साथ हुई टूट-फूट से सूजन पैदा हो जाती है और दर्द के मारे जीवन तकलीफ में पड़ जाता है। बूढ़े जोड़ ऑस्टिओ-आर्थराइटिस की मार से शरीर का वजन उठाने के लायक नहीं रहते और उंगलियाँ जो सूजती हैं कि काम ही नहीं हो पाता। लेकिन डॉक्टर दवा, सिंकाई आदि की सहायता से मांसपेशियों की ताकत बढ़ाकर और दूसरे यत्न कर बूढ़े जोड़ों को जवान बनाने की पुरजोर कोशिशों से पीछे नहीं हटते।

ऑस्टिओ-आर्थराइटिस क्या है ?

यह साफ-साफ शब्दों में बुढ़ापे का गठिया है, जो जोड़ों में उम्र-भर की टूट-फूट से उपजता है। शरीर का वजन वहन करनेवाले बड़े जोड़ जैसे कूल्हे, घुटने और रीढ़ में इसका विशेष प्रकोप होता है, लेकिन हाथों की उंगलियाँ भी इससे बच नहीं पातीं।

खिलाड़ियों में खेल के हिसाब से, नृत्यांगनाओं में टखने के जोड़ों और मुक्केबाजों में हाथ के जोड़ों की पुरानी चोटें ऑस्टिओ-आर्थराइटिस में ताजा हो जाती हैं।

पुरानी चोटों के साथ-साथ पुराने अस्थि रोग, संक्रमण, जन्मजात विकार और मोटापा भी जोड़ों में ऑस्टिओ-आर्थराइटिस पैदा कर सकता है।

यह किस उम्र में होता है ?

पैंतालीस की उम्र के बाद इसकी शुरुआत हो जाती है, फिर जैसे-जैसे उम्र बढ़ती है, इसकी दर बढ़ती जाती है। पैंतालीस से चौंसठ वर्ष की उम्र

के लोगों में यदि तीस प्रतिशत व्यक्ति इससे परेशान होते हैं तो पैंसठ साल से अधिक उम्र वालों में दर सत्तर प्रतिशत हो जाती है।

लेकिन कुछ लोगों में किसी चोट, विकार या रोग की वजह से यह युवा अवस्था या बचपन में भी हो जाती है।

कुछ लोगों में रोग माता-पिता से बच्चों में, और फिर उनके बच्चों में भी चला जाता है। ऐसा क्यों ?

स्पष्ट है कि किसी सीमा तक रोग आनुवंशिक है। माँ की उँगलियों में ऑस्टिओ-आर्थराइटिस की गाँठें हों तो उसकी बेटी में ऐसा ही होने की संभावना दुगुनी होती है, दोनों में रोग हो तो दूसरी बेटी को यही रोग होने की संभावना तीन गुना हो जाती है।

ऑस्टिओ-आर्थराइटिस के लक्षण क्या हैं ?

जोड़ों में दर्द का रहना, उनकी स्थिरता और ताकत कमजोर हो जाना, मांसपेशियों का दुर्बल पड़ जाना, जोड़ों में विकृति आ जाना और उनका अपने स्थान से खिसक जाना ऑस्टिओ-आर्थराइटिस के चिर-परिचित लक्षण हैं।

ऑस्टिओ-आर्थराइटिस के दर्द की यह विशेषता होती है कि आराम करने से इसमें राहत मिलती है और आराम के बाद यदि जकड़न पैदा होती है तो यह पंद्रह से बीस मिनट में ही दूर हो जाती है।

लेकिन घुटने, कूल्हे और रीढ़ के जोड़ों की ऑस्टिओ-आर्थराइटिस में सबसे बड़ी दिक्कत यह होती है कि आदमी चलने-फिरने, उठने-बैठने में दिक्कत महसूस करने लगता है और उसे अपने पर भरोसा कम होता जाता है। उकड़ूँ बैठना, आल्थी-पाल्थी मार कर पद्मासन में बैठना भारतीय जन-जीवन की सामान्य जरूरतें हैं, जिन्हें कूल्हे के जोड़ों में ऑस्टिओ-आर्थराइटिस होने पर पूरा कर पाना नामुमकिन-सा हो जाता है।

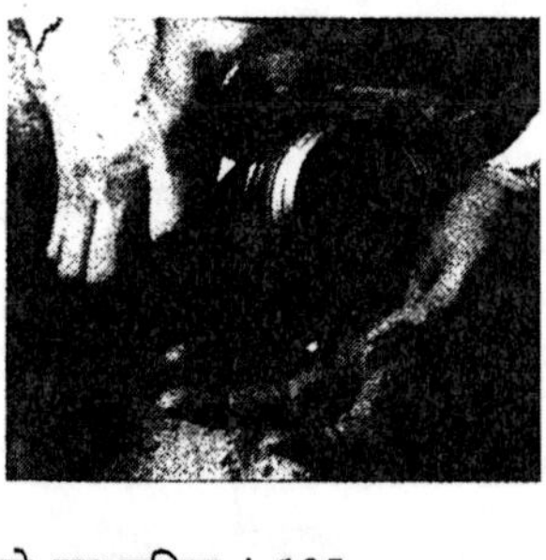

हाथ की उँगलियों और खासकर अँगूठे में दर्द, सूजन और लाली मरीज की काम करने की ताकत को आधा-अधूरा कर छोड़ते हैं। कुछ लोगों की उँगलियों पर गाँठें भी बन जाती हैं।

इस रोग में क्या-क्या जाँच-परीक्षण अनिवार्य होते हैं ?

रोग का निदान शारीरिक लक्षण और एक्स-रे चित्रों से ही स्पष्ट हो जाता है।

कोई भी ब्लड टेस्ट उपयोगी नहीं होता। हाँ, कुछ मामलों में जोड़ में सुधार लाने की दृष्टि से आर्थरोस्कोपी करके जोड़ का पूरा भीतरी आकलन करना भी जरूरी हो सकता है।

ऑस्टिओ-आर्थराइटिस का इलाज क्या है ?

दर्द और सूजन मिटानेवाली दवाएँ राहत दिलाने में उपयोगी सिद्ध होती हैं। लेकिन जोड़ों को सेंकना भी दर्द और सूजन को कम करता है। कुछ लोगों को बर्फ की सिंकाई भी फायदा पहुँचाती है। जोड़ की ताकत लौटाने और मांसपेशियों को सशक्त बनाने के लिए विशेष व्यायाम करने की जरूरत पड़ती है। ये व्यायाम योगासनों से मिलते-जुलते ही होते हैं और इनके पीछे यह वैज्ञानिक सोच होती है कि कौन से जोड़ के लिए कौन सी मांसपेशियों को ताकतवर बनाना उपयोगी होगा। फिजियोथैरेपी में इस बात पर भी पूरा ध्यान दिया जाता है कि जोड़ पर दबाव घटाने के लिए क्या उपाय हो सकते हैं, मसलन वजन कम करना, विकृतियों को यथासंभव सुधारना, आदि।

अधिक खराब हुए जोड़ों को सुधारने या बदलने के ऑपरेशन भी किए जाते हैं। जोड़ में लॉकिंग होने की तकलीफ हो, तो आर्थरोस्कोपी द्वारा जोड़ में से टूटी हुई कोमलास्थि के टुकड़े निकाल देने और जोड़ की सफाई कर देने से जोड़ कई बार बिलकुल सामान्य ढंग से कार्य करने लगता है।

जिन मरीजों के कूल्हे या घुटने में ऑस्टिओ-आर्थराइटिस हो जाती है, उन्हें सहारे के लिए छड़ी रख लेनी चाहिए। चलते समय इसे, तकलीफ जिस तरफ हो, उसके उलटे हाथ में पकड़ना चाहिए।

ऑस्टिओ-आर्थराइटिस गठिया का सबसे आमफहम रूप है, लेकिन कोई ठीक से इलाज करे तो इस पर आसानी से नियंत्रण रखा जा सकता है।

रूमेटॉएड गठिया

(रूमेटॉएड आर्थराइटिस)

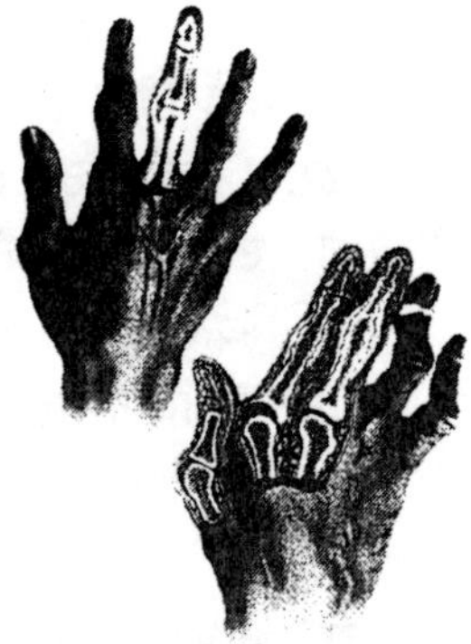

कहने को तो रूमेटॉएड आर्थराइटिस जोड़ों का गठिया है, लेकिन होता है तो न भूख-प्यास रहती है, न कामकाज करने की ताकत। कोई दस प्रतिशत रोगियों को बुखार, गिल्टियाँ और तिल्ली बढ़ने की परेशानी भी उठानी पड़ती है। उँगलियाँ तो हर किसी में कसक-कसक करती ही रहती हैं, किसी में सूजन से मुड़-तुड़ भी जाती हैं। लेकिन जिन मरीजों में रोग अपने पहले साल में शांत हो जाता है, उन्हें बाद में कोई तकलीफ नहीं उठानी पड़ती। समुचित उपचार बहुतों का रोग काबू में कर देता है।

रूमेटॉएड आर्थराइटिस क्या है ?

यह एक खास तरह का गठिया है जो मुख्य रूप से उँगलियों, कलाई, कोहनी, घुटने और टखने के जोड़ों को पीड़ित करता है। जोड़ सूज जाते हैं और दर्द से भर उठते हैं। जब तक रोग सक्रिय होता है, पीड़ित जोड़ों में जकड़न भी बनी रहती है। दोनों तरफ के जोड़ एकसाथ पीड़ित होते हैं और एक-सा व्यवहार दिखाते हैं। रोग की तीव्रता बढ़ती-घटती रहती है, पर पंद्रह प्रतिशत रोगियों में रोग पहले साल में ही पीछा छोड़ देता है। जिनका रोग लंबा चलता है, उनमें से कुछ के जोड़ कुछ समय बाद विकृत हो जाते हैं।

कुछेक रोगियों में शरीर के अन्य अंग जैसे छोटी धमनियाँ, फेफड़े, फेफड़ों को घेरनेवाली झिल्ली (प्लूरा) भी रुग्ण हो जाते हैं।

अधिकांश रोगियों में एनीमिया भी पाया जाता है। कुछ की तिल्ली भी बढ़ जाती है।

यह किस उम्र का रोग है ? क्या स्त्रियाँ इससे अधिक पीड़ित होती हैं ?

यह रोग प्रायः तीस से पचास वर्ष की आयु में शुरू होता है और पुरुषों की तुलना में स्त्रियों को अधिक पीड़ित करता है। स्त्रियों में रोग तीन गुना अधिक होता है।

यह रोग क्यों होता है ?

इसके बाबत कम ही जानकारी मिल पाई है। आनुवंशिकी महत्त्वपूर्ण है, उससे रोग की जमीन तैयार होती है, लेकिन व्यक्ति की परिस्थितियों की भी भूमिका है। कुछ ऐसा हो जाता है कि शरीर की बचाव-प्रणाली ही अस्त-व्यस्त हो जाती है और जोड़ों और शरीर के अन्य अंगों में तोड़-फोड़ मचने लगती है।

इस रोग में क्या-क्या तकलीफ होती है ?

दो-तिहाई मामलों की शुरुआत थकान, भूख मरने, कमजोरी और जोड़ों-मांसपेशियों में अस्पष्ट से लक्षणों के साथ होती है। चंद हफ्तों-महीनों तक कुछ पता नहीं चलता कि क्या रोग है। फिर हाथों की उँगलियों, कलाई, घुटने और पैरों की उँगलियों में सूजन हो जाती है। इस सूजन की खास बात यह रहती है कि दाईं और बाईं तरफ के जोड़ एकसाथ एक-समान पीड़ित होते हैं। एक-तिहाई मामलों में शुरू में एक या दो जोड़ ही रोग से सूजते हैं।

जोड़ों में सूजन आने से दर्द होता है और जकड़न आ जाती है जो आराम करने के बाद, मसलन रात की नींद के बाद बढ़ जाती है। सुबह उठने पर एक घंटे तक तो सूजन से घिरे जोड़ चल ही नहीं पाते। जोड़ों का तापमान भी बढ़ा हुआ मालूम होता है। कुछ समय तक रोग बहुत परेशान करता है, फिर आराम हो जाता है। प्रत्येक रोगी में रोग की तीव्रता

अलग-अलग होती है। लेकिन जैसे-जैसे रोग पुराना पड़ता जाता है, कुछ रोगियों के हाथ और कलाई के जोड़ इतने मुड़-तुड़ जाते हैं कि उनका काम कर पाना बहुत मुश्किल हो जाता है। आटा गूँथने, सिलाई-कढ़ाई करने, यहाँ तक कि बटन बंद करने में भी उँगलियाँ नहीं चलतीं।

जगह-जगह छोटी धमनियों में सूजन आने से कई तरह की तकलीफें हो सकती हैं। कोई नस काम करना बंद कर देती है, कहीं चमड़ी में घाव बन जाते हैं। शरीर का कोई भी अंग इससे रुग्ण हो सकता है।

फेफड़ों और उन्हें घेरने वाली झिल्ली प्लूरा में भी कई तरह के परिवर्तन आ सकते हैं जिससे साँस में तकलीफ हो सकती है।

लेकिन कई रोगी किस्मतवाले होते हैं। उनमें रोग कभी इतना उग्र नहीं होता। बात जोड़ों पर ही आई-गई हो जाती है।

डॉक्टर रोग की पुष्टि के लिए क्या-क्या जाँच कराते हैं ?

प्रायः शारीरिक लक्षणों से ही रूमेटॉएड गठिया पहचान में आ जाता है। ब्लड टेस्ट करने पर रूमेटॉएड फैक्टर भी पॉजीटिव आता है। ई.एस.आर. बढ़ी होती है और थोड़े पुराने हो चुके मामलों में एक्स-रे में भी विशेष लक्षण दिखाई देते हैं।

रूमेटॉएड आर्थराइटिस कितने प्रतिशत मामलों में बिलकुल ठीक हो जाता है ? और उसका इलाज क्या है ?

पंद्रह प्रतिशत मामलों में तो रोग पहले साल में ठीक हो जाता है, बाकियों में समय लगता है : किसी में कम, किसी में दस-बारह साल या अधिक भी।

इलाज का ध्येय (1) दर्द को दूर करना, (2) सूजन कम करना (3) जोड़ को बचाना, और (4) तंदुरुस्ती लौटाना होता है। इसके लिए दवाएँ, फिजियोथैरेपी और जरूरत समझे जाने पर सर्जरी का सहारा लिया जाता है।

दवाओं में प्रमुख स्थान दर्द और सूजन दूर करने वाली दवा का होता है। इब्यूप्रोफेन, इंडोमेथासिन, नेपरोक्सॅन, पाइरोक्सीकेम,

डाइक्लोफेनेक, फ्लरबीप्रोफेन सभी उपयोगी सिद्ध होती हैं। लेकिन इन्हें बड़ी हिफाजत से लिया जाना चाहिए चूँकि ये पेट के अल्सर, दमा, एलर्जी आदि को उग्र कर सकती हैं।

रोग की गंभीरता घटाने के लिए भी कई दवाएँ हैं। इनमें स्वर्ण यौगिक, डी-पेंसिलामिन, क्लोरोक्वीन और सल्फासेलाजिन प्रमुख हैं। ये दवाएँ तभी दी जाती हैं जब रोग साधारण दवाओं से काबू में नहीं आता। इन दवाओं के साथ बहुत-सी सावधानियाँ रखनी होती हैं।

फिजियोथैरेपी जोड़ों और मांसपेशियों की सक्रियता बनाए रखने पर केंद्रित की जाती है। व्यायाम और जरूरत पड़ने पर स्प्लिंट और दूसरी चीजें देकर जोड़ों को विकृत होने से बचाया जाता है।

जिन मरीजों में जोड़ बहुत विकृत हो जाते हैं, उनमें जोड़ बदलने की सर्जरी भी हो सकती है।

क्या रूमेटिक बुखार से भी रूमेटॉएड गठिया का कोई आपसी संबंध है ?

नहीं, दोनों बिलकुल अलग-अलग रोग हैं। यह जरूर है कि रूमेटॉएड गठिया में भी बुखार अक्सर ही परेशान करता है, पर उसका कारण शरीर के भीतर आई सूजन होती है। जबकि रूमेटिक बुखार गले में संक्रमण पैदा करनेवाले स्ट्रेप्टोकोकाई-ए के आक्रमण के बाद उपजता है और उसमें दिल के वाल्व बीमार हो जाते हैं।

रूमेटॉएड गठिया में विशेष क्या-क्या सावधानियाँ बरतनी चाहिए ?

बिना हिम्मत और धीरज खोए इलाज कराते रहना चाहिए। व्यायाम और फिजियोथैरेपी का महत्त्व किसी भी तरह दवा से कम नहीं समझना चाहिए।

उन नीम-हकीमों के चक्कर में बिलकुल नहीं पड़ना चाहिए जो दवा की पर्ची देने से बचते हैं और बगैर बताए लगातार स्टीरॉएड दवाएँ खिलाते रहते हैं।

कोशिश करके अपना वजन भी कम ही रखना चाहिए। बढ़ा हुआ वजन जोड़ों पर कहर ढाता है और बीमार जोड़ों की विकृति बढ़ाता है। इससे बचिए।

रीढ़ का गठिया

(ऐंकिलोजिंग स्पॉन्डिलाइटिस)

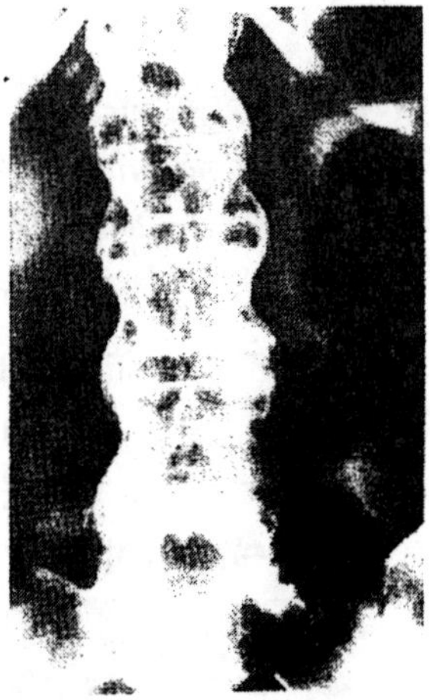

ऐंकिलोजिंग स्पॉन्डिलाइटिस रीढ़ का गठिया है जो युवा अवस्था में शुरू होता है और कमर को बिलकुल बाँध कर रख देता है। यह स्त्रियों की तुलना में पुरुषों में तीन गुना अधिक होता है और इसके रहते कमर ऐसी जकड़ जाती है कि झुकना, मुड़ना और कमर को बिलकुल सीधा तान पाना असंभव हो जाता है। कुछ मरीजों में रोग का बुरा असर आँखों, दिल, फेफड़ों और गुर्दों पर भी दिखाई देता है। दवाओं से जोड़ों में आई सूजन कम करना और जटिलताओं पर जल्द नियंत्रण पाना ही इसके इलाज की सफलता है।

ऐंकिलोजिंग स्पॉन्डिलाइटिस क्या है ?

यह एक विशेष प्रकार का गठिया है जो प्रायः कमर के निचले भाग की रीढ़ और पीठ के निचले भाग में दोनों तरफ स्थित सेक्रो-आइलियक जोड़ों से शुरू होता है और बढ़ते-बढ़ते पूरी रीढ़ को बाँध कर रख देता है। इसमें रीढ़ इतनी जकड़ जाती है कि बिलकुल बाँस जैसी हो जाती है। न उससे मुड़ा जाता है, न झुका जाता है और आदमी साँस लेते समय छाती भी ठीक से नहीं फुला पाता। बाद में रोग दूसरे जोड़ों में भी चला जाता है।

यह किस उम्र का रोग है ? क्या पुरुष और स्त्री में यह समान रूप से होता है ?

यह रोग प्रायः युवावस्था में प्रकट होता है। चालीस के बाद इसके शुरू होने की संभावना लगभग नहीं के बराबर होती है। पुरुषों में यह रोग तीन गुना अधिक होता है, लेकिन स्त्रियाँ भी इससे पीड़ित हो सकती हैं।

यह रोग किस कारण होता है ?

कोई ठीक-ठीक नहीं बता सकता। हाँ, एक सीमा तक यह आनुवंशिक है, इस बात की पुष्टि कई प्रकार से की जा चुकी है।

इस रोग के प्रमुख लक्षण क्या हैं ?

बिलकुल शुरू में कमर के निचले भाग और नितंब में दर्द होने लगता है। सुबह उठने पर कुछ घंटों तक शरीर का यह भाग जकड़ा हुआ रहता है। चंद महीनों में दर्द की तीव्रता बढ़ जाती है और दोनों तरफ के सेक्रो-आइलियक जोड़ जकड़ जाते हैं। दर्द रात में भी सोने नहीं देता और पूरी रात इधर-से-उधर उठते-बैठते गुजर जाती है।

कुछ मरीजों की छाती में वक्षास्थि के जोड़ों में भी दर्द रहने लगता है। पच्चीस से पैंतीस प्रतिशत मरीजों में कूल्हे और कंधे के जोड़ भी रोग से बँध जाते हैं।

जोड़ काम करना बंद कर देते हैं तो उठना-बैठना, चलना-फिरना, करवट ले पाना मुश्किल हो जाता है।

आँख के भीतर सूजन, दिल के एओर्टिक वाल्व की विकृति, छाती जकड़ जाने से फेफड़ों का फेल होना और गुर्दों में हुई जटिलताएँ जीवन को बहुत मुश्किल बना देती हैं। गनीमत यह है कि ये गंभीर जटिलताएँ कम ही रोगियों के जीवन में आती हैं और अधिकतर रोगी जोड़ों की परेशानी के बावजूद अपना कामकाज करने के लायक बने रहते हैं।

रोगी के लिए क्या-क्या टेस्ट उपयोगी होते हैं ?

रोग की पुष्टि एक्स-रे चित्र और शारीरिक लक्षणों से ही हो जाती

है। रक्त-परीक्षण से एचएलए-बी 27, ई. एस. आर. के बढ़े होने, एनीमिया होने और सी-रिएक्टिव प्रोटीन के बढ़े होने का पता चलता है। ये सभी परिवर्तन रोग का ही हिस्सा होते हैं।

इस रोग का इलाज क्या है ? क्या रोग जड़ से दूर हो पाता है ?

अब तक इसका कोई स्थायी उपचार नहीं है, लेकिन दवा, व्यायाम और कुछ जरूरतमंद मामलों में सर्जरी से रोग पर नियंत्रण पाया जा सकता है।

दवाओं में जोर पीड़ा और सूजन दूर करनेवाली दवाओं पर रहता है। इंडोमेथासिन और फिनाइलब्यूटाजोन सबसे प्रभावी साबित होती हैं, पर इनसे पेट में जलन और अल्सर के बिगड़ने का बड़ा भारी जोखिम होता है। इन्हें डॉक्टरी सलाह से पूरी सावधानी के साथ ही लिया जाना चाहिए। कुछ मामलों में सल्फासेलाजिन भी दी जाती है।

जोड़ों की सक्रियता बनाए रखने के लिए विशेष व्यायाम सीखना और नियम से करना बहुत जरूरी होता है।

कूल्हे के जोड़ों के जकड़ जाने पर उन्हें बदलकर कृत्रिम जोड़ भी लगाए जाते हैं। रीढ़ पर भी कुछ सर्जन ऑपरेशन करने का साहस करते हैं, पर यह एक मुश्किल ऑपरेशन है जिसे बहुत सोच-समझकर ही कराना चाहिए।

अन्य अंगों में कोई जटिलता हो जाए, तो उसका इलाज संबंधित विशेषज्ञ से अलग से कराना पड़ता है।

अस्थिभंगुरता

(ऑस्टिओपोरोसिस)

ऑस्टिओपोरोसिस हड्डियों का आमफहम रोग है। इसमें हड्डियों की जमा पूँजी कम हो जाती है जिससे हड्डियाँ कमजोर हो जाती हैं और जरा सी ही चोट खाने से टूट जाती हैं। बुढ़ापे की ओर बढ़ रही महिलाओं में रजोनिवृत्ति के बाद यह परिवर्तन अपने से ही आ जाता है, लेकिन पुरुषों में भी चालीस के बाद हड्डियों की ताकत पहले जैसी नहीं रहती। खान-पान, रहन-सहन, कोई कितना व्यायाम करता है और कैसी जिंदगी जीता है, इसका भी हड्डियों की ताकत पर पूरा असर पड़ता है। स्वस्थ जीवन-शैली का निर्वाह करने वाले लोगों में ऑस्टिओपोरोसिस कभी गंभीर समस्या नहीं बनती।

ऑस्टिओपोरोसिस क्या है ?

यह कई तरह की स्थितियों में उत्पन्न होनेवाला अस्थि-विकार है जिसमें हड्डियाँ अपनी जमा पूँजी गँवा देती हैं और भीतर ही भीतर खोखली हो जाती हैं। यह खोखलापन उन्हें दुर्बल बना देता है और जरा-सी चोट उन्हें तोड़ने के लिए काफी होती है।

यह किस उम्र का विकार है ? क्या स्त्री-पुरुष इससे समान रूप से पीड़ित होते हैं ?

ऑस्टिओपोरोसिस प्रमुख रूप से वृद्धावस्था का विकार है। इसकी दो किस्में हैं : पहली प्रमुखतः रजोनिवृत्ति पा चुकी इक्यावन से पचहत्तर वर्ष की महिलाओं को पीड़ित करती है, दूसरी सत्तर साल

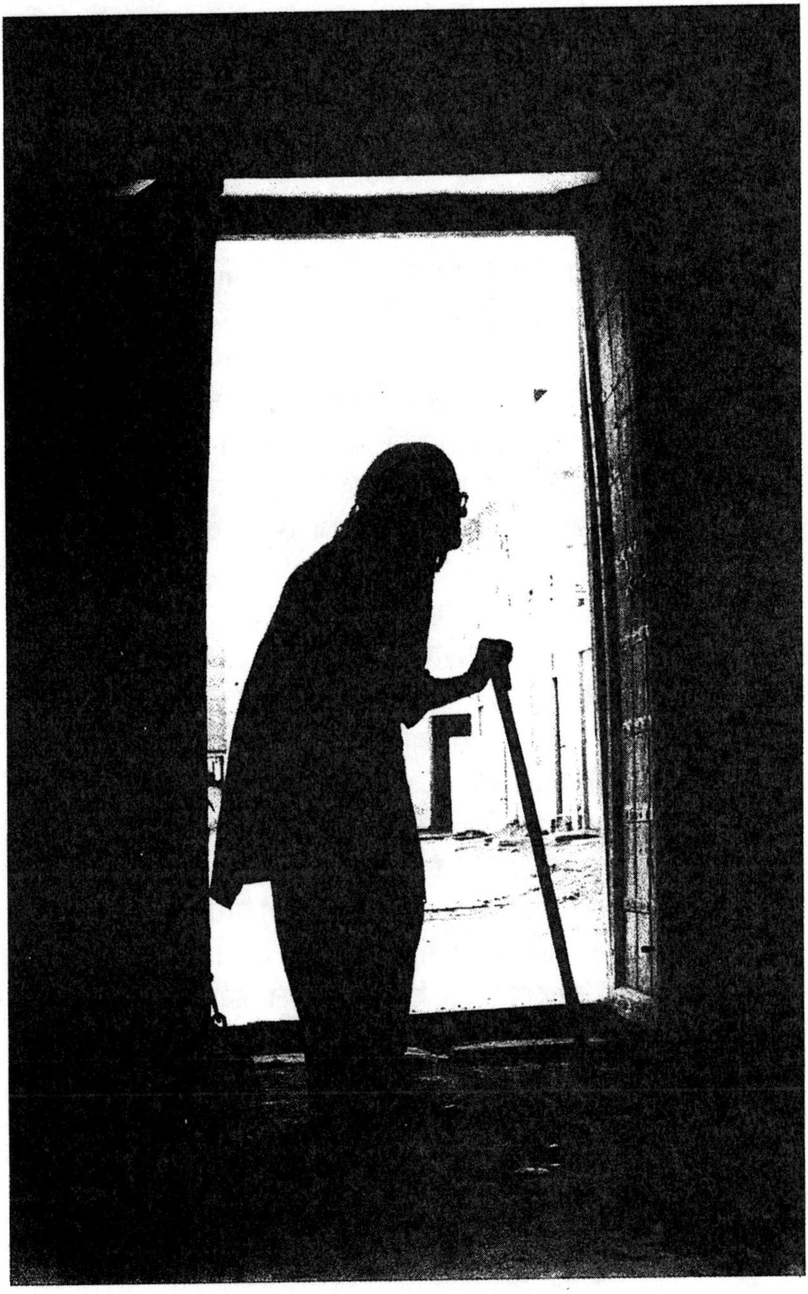

से अधिक की महिलाओं और अस्सी साल से बड़े पुरुषों में पाई जाती है।

पुरुषों की तुलना में महिलाओं में यह विकार कई गुना अधिक होता है। टाइप-I में महिलाओं और पुरुषों का अनुपात 6:1 है और टाइप-II में 2:1।

यह विकार क्यों पैदा होता है और प्रौढ़ उम्र में ही क्यों अधिक होता है ?

जब तक जीवन रहता है, हड्डियाँ कभी चैन से नहीं बैठतीं। उनमें नई हड्डी जुड़ती रहती है, पुरानी छँटती रहती है। तीस-पैंतीस की उम्र तक नई हड्डी बनने का काम ज्यादा तेजी से होता है जिससे हड्डी मजबूत बनी रहती है। लेकिन चालीस के बाद उलटी गिनती शुरू हो जाती है जो महिलाओं में रजोनिवृत्ति के बाद और तेज हो जाती है। निर्माण की बजाय छँटनी का काम अधिक तेज रफ्तार से होने से हड्डियाँ पोली होती जाती हैं और कमजोर हो जाती हैं।

यह प्रक्रिया उम्र से तो जुड़ी ही है, महिलाओं में इस बड़े परिवर्तन से भी जुड़ी है कि रजोनिवृत्ति के बाद उनकी डिंब-ग्रंथियाँ इस्ट्रोजन हॉर्मोन बनाना बंद कर देती हैं। जिन महिलाओं की डिंब-ग्रंथियाँ कम उम्र में निकालनी पड़ जाती हैं, उनमें ऑस्टिओपोरोसिस और भी पहले हो जाती है।

व्यक्ति के खान-पान, रहन-सहन और आचार-व्यवहार का भी ऑस्टिओपोरोसिस से कई तरह से संबंध है। जो लोग बड़ी मात्रा में मदिरा पीते हैं, धूम्रपान करते हैं, दिन में दस-बारह कप चाय-कॉफी पीते हैं, उन्हें ऑस्टिओपोरोसिस अधिक होती है। इसी तरह जिनके खान-पान में कैल्शियम और विटामिन-डी की कमी होती है, उन्हें भी ऑस्टिओपोरोसिस हो जाती है।

कोई कितना चलता-फिरता है, मेहनत-मशक्कत करता है, व्यायाम करता है, हड्डियों की ताकत पर इसका भी सीधा प्रभाव पड़ता है। सारे दिन आराम करनेवाले व्यक्ति की हड्डियाँ कुछ ही दिनों में कमजोर होनी शुरू हो जाती हैं, जबकि खूब शारीरिक दौड़-भाग करनेवालों की हड्डियाँ बुढ़ापे में भी अपनी ताकत नहीं गँवातीं।

कुछ दवाएँ भी हड्डियों की मजबूती कम करती हैं। इनमें स्टीरॉयड सबसे महत्त्वपूर्ण हैं क्योंकि ये न सिर्फ कई प्रकार की बीमारियों में डॉक्टरों द्वारा दी जाती हैं, बल्कि कई नीम-हकीम भी इनका गलत-सलत इस्तेमाल करते हैं। दूसरी दवा हिपेरिन है, जो रक्तजमावरोधक है और कुछ खास स्थितियों में दी जाती है। इसका प्रयोग बिलकुल अनिवार्य होने पर ही किया जाता है, इससे बचा नहीं जा सकता।

किसी भी प्रकार की लंबी बीमारी, कई तरह के हॉरमोनल हेर-फेर, रूमेटॉएड गठिया, मिरगी, डायबिटीज, क्रॉनिक ब्रोंकाइटिस और कुछ अन्य असाधारण रोगों में भी हड्डियाँ उम्र से पहले और असामान्य रूप से पोली हो जाती हैं। कोई इन बीमारियों के बावजूद जीवन में अनुशासित रहे, नियमित चुस्त गति से सैर करे, खान-पान का ध्यान रखे, गलत आदतों में न पड़े तो तराजू का तोल अपनी तरफ कर सकता है।

ऑस्टिओपोरोसिस से रोगी क्या-क्या कष्ट पा सकता है ?

हड्डियाँ पोली हो जाने से उनके टूटने का भय सदा बना रहता है। रीढ़ की हड्डियाँ (कशेरुक), कलाई के पास रेडियस, कूल्हे में फीमर, टाँग में टीबिया, ऊपरी बाँह में ह्यूमरस खासकर फ्रैक्चर होती हैं।

रीढ़ में कमर के बीच की हड्डियाँ कई बार जरा सा वजन उठाने, नीचे की तरफ झुकते या कूदते ही अपने से भीतर ही भीतर दब जाती हैं। कभी-कभी बिना किसी कारण के ही ऐसा हो जाता है। इससे बहुत दर्द होता है और बिस्तर में करवट लेना भी मुश्किल हो जाता है। सँभलने में एक हफ्ता यों ही बीत जाता है, लेकिन चलने लायक होने में चार-छह हफ्ते लग जाते हैं। बाद में भी कुछ लोगों में कूबड़ निकल आता है और व्यक्ति की लंबाई घट जाती है।

इस विकार में कौन-कौन से जाँच-परीक्षण उपयोगी होते हैं ?

बढ़े हुए रोग में सामान्य एक्स-रे पर ही ऑस्टिओपोरोसिस दिखाई दे जाती है। लेकिन अल्ट्रासाउंड 'बोन डेंसिटोमीटरी' से इसका पहले ही निदान हो सकता है।

कुछ विशेष रक्त-परीक्षण भी किए जाते हैं ताकि यह साफ हो सके कि ऑस्टिओपोरोसिस किसी दूसरे कारण से तो नहीं है।

ऑस्टिओपोरोसिस का इलाज क्या है ?

कम-से-कम 1500 मिलीग्राम कैल्शियम आहार में रोजाना लेना रजोनिवृत्ति के बाद हर स्त्री के लिए जरूरी है। इसकी भरपाई के लिए जरूरी होने पर डॉक्टर कैल्शियम की गोलियाँ देते हैं। सक्रिय विटामिन 'डी', मसलन एल्फा डी-3 भी उपयोगी साबित होती है।

रजोनिवृत्त महिलाओं के लिए हाल के सालों में हॉरमोनल रिप्लेसमेंट थैरेपी (एच. आर. टी.) का सिद्धांत भी आया है जिसके अंतर्गत ऑस्टिओपोरोसिस से बचाने के लिए इस्ट्रोजन दिया जाता है। यह इलाज चंद महीनों से लेकर कई साल तक चलाया जाता है।

कुछ मरीजों में केल्सिटोनिन और बाइफास्फनेट्स भी दवा के रूप में दिए जाते हैं, ताकि हड्डियाँ खोई हुई मजबूती वापस पा सकें।

और हाँ, स्वास्थ्य अनुमति दे तो नित्य व्यायाम का कार्यक्रम भी जरूर बना लेना चाहिए जिसमें सैर सबसे उपयोगी और आसान है।

अस्थिमृदुता

(ऑस्टियोमलेशिया)

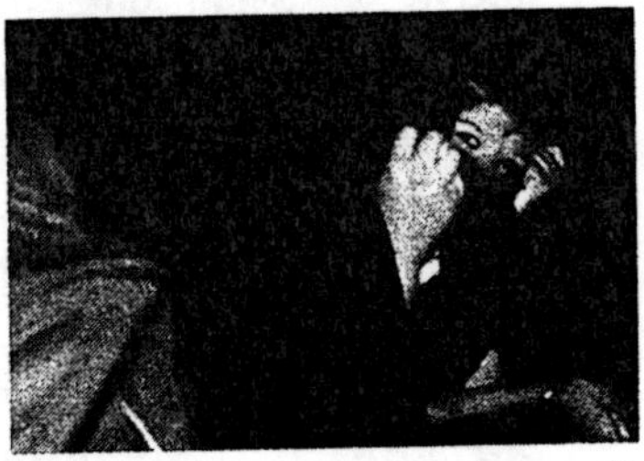

हड्डियों का नरम पड़ जाना ही ऑस्टियोमलेशिया है। इसमें या तो विटामिन 'डी' की कमी से या दूसरे कारणों से हड्डियों में कैल्शियम और फॉस्फेट जमा नहीं हो पाते। हड्डियाँ पूरी ताकत न मिलने से दर्द करती रहती हैं और उनकी शक्ल-सूरत बिगड़ जाती है। जरा सा जोर उन्हें तोड़ डालता है जिससे स्थिति बदतर हो जाती है। समस्या का कारण ठीक-ठीक मालूम कर इलाज देने से ही यह रोग ठीक हो पाता है।

ऑस्टियोमलेशिया क्या है ?

यह बच्चों के सूखा रोग का ही वयस्क रूप है जो हड्डियों को नरम बना देता है। यह पुरुषों की तुलना में स्त्रियों में अधिक होता है और अक्सर बीस से चालीस साल की उम्र में शुरू होता है।

यह रोग कब पैदा होता है ?

ऑस्टियोमलेशिया बहुत सी स्थितियों में पैदा हो सकता है। विटामिन 'डी' की कमी, आँतों की बीमारियाँ जिनमें आँतें विटामिन 'डी' को जज्ब नहीं कर पातीं, जिगर की बीमारियाँ जिनमें विटामिन 'डी' काम करने लायक सक्रिय घटक में नहीं बदल पाती, गुर्दे की बीमारियाँ जिनमें गुर्दे फॉसफोरस को पेशाब में बाहर फेंक देते हैं

या विटामिन 'डी' को सक्रिय घटक में नहीं बदल पाते, गुर्दों का जवाब दे जाना और मिरगीरोधक दवाओं का लंबे समय तक लगातार सेवन ऑस्टियोमलेशिया पैदा करनेवाले प्रमुख कारण हैं।

विटामिन 'डी' की कमी कब और क्यों पैदा होती है ? यह तो हमें सूर्य की रोशनी से ही मिल सकती है !

बंद घरों में रहनेवालों और पर्दानशीं औरतों की यह किस्मत कहाँ कि आराम से सूरज की रोशनी भी ग्रहण कर सकें। ऊपर से यह निगोड़ा प्रदूषण, जो उसकी अल्ट्रावायलेट किरणों को हम तक पहुँचने से पहले ही रोक देता है। इससे हमारी चमड़ी जरूरत की विटामिन 'डी' नहीं बना पाती।

यों विटामिन 'डी' हमें बहुत-सी खाने-पीने की चीजों में भी मिलती है। दूध, अंडे, मक्खन, मछली का तेल इसके सबसे अच्छे प्राकृतिक स्रोत हैं। पर यह हमें खाना पकानेवाले तेल, घी, मक्खन और डबलरोटी में भी मिलती है क्योंकि सरकार की नीति है कि ये चीजें इससे संवर्धित करने के बाद ही बेची जाएँ।

लेकिन औरतों में गर्भावस्था और स्तनपान के समय विटामिन 'डी' की जरूरत भी चौगुनी हो जाती है। अक्सर यह पूरी नहीं हो पाती जिससे ऑस्टियोमलेशिया हो जाता है।

कई अच्छे संभ्रांत वर्ग के खाते-पीते लोगों में भी कभी-कभी विटामिन 'डी' की कमी हो जाती है, जब उनकी आँतें विटामिन 'डी' को ठीक से जज्ब नहीं करतीं।

इस रोग में क्या-क्या तकलीफें होती हैं ?

हड्डियों में लगातार दर्द रहता है। रीढ़ की हड्डियाँ दब जाती हैं। कूल्हों में भी बहुत दर्द होता है। इससे चलने-फिरने में दिक्कत होती है और व्यक्ति दर्द कम करने के लिए बहुत सँभल-सँभल कर चलता है। बचपन से ही रोग रहा हो तो पेट के निचले हिस्से (श्रोणि) की हड्डियाँ अपना प्राकृतिक ढाँचा गँवा देती हैं, जिससे रुग्ण महिला के माँ बनने पर सामान्य प्रसव में विघ्न आता है और सीजेरियन की

जरूरत आ पड़ती है।

मांसपेशियाँ भी कमजोर हो जाती हैं। हड्डियों का दर्द और यह कमजोरी कई मरीजों को बिस्तर या कुरसी से ही बाँध देती है। जरा सा जोर पड़ने पर यों भी हड्डियाँ टूट जाती हैं जिससे तकलीफें और बढ़ जाती हैं।

ऑस्टियोमलेशिया में कौन-कौन से जाँच-परीक्षण उपयोगी होते हैं ?

यह व्यक्ति-विशेष के मामले पर निर्भर करता है। लेकिन एक्स-रे करने पर पीड़ित अंगों की अस्थि-विकृतियाँ खुलकर सामने आ जाती हैं। तरह-तरह के ब्लड टेस्ट भी किए जाते हैं, ताकि पता लग सके कि मसला क्या है।

क्या यह रोग ठीक हो जाता है ?

हाँ, ठीक से निदान कर लेने के बाद यदि कारण को दूर किया जाए और पर्याप्त मात्रा में विटामिन 'डी' दी जाए तथा कैल्शियम की भी शरीर में पूर्ति की जाए तो छह से बारह हफ्तों में आराम आने लगता है और छह महीने में हड्डियों में पूरी मजबूती आ जाती है।

मिरगीरोधक दवा ले रहे मरीजों के लिए जरूरी है कि दवा के साथ-साथ वे विटामिन 'डी' की गोलियाँ भी लें, ताकि उनके शरीर में इसकी पूर्ति होती रहे।

खंड पाँच

त्वचा के रोग

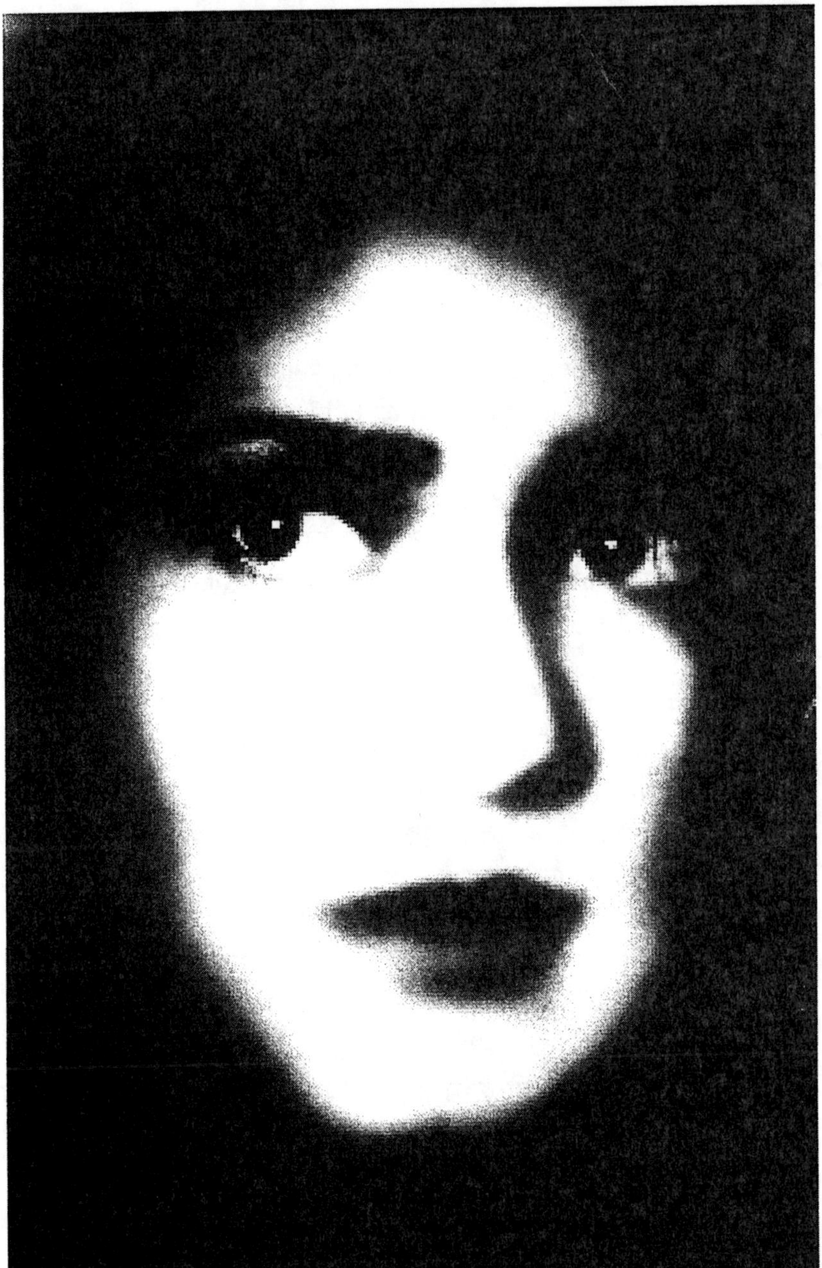

सफेद दाग

(विटिलिगो, फुलवैरी, ल्यूकोडर्मा)

सफेद दाग तरह-तरह के अंधविश्वासों में डूबा हुआ त्वचा का विकार है। इसमें त्वचा कहीं-कहीं अपना प्राकृतिक रंग खो देती है, उसे रंग देनेवाली कोशिकाएँ जैसे हड़ताल पर चली जाती हैं। इससे चमड़ी जगह-जगह पर सफेद दिखने लगती है। लेकिन कैसी विडंबना है कि जिस चमड़ी की सफेदी के लिए लोग तरह-तरह के लेप लगाते हैं, ब्यूटी ट्रीटमेंट लेते हैं, वही सफेदी जब इस रूप में सफेदी प्रकट करती है तो हाथों के तोते उड़ जाते हैं। लगता है, कैसे भी त्वचा पहले-सी ही, चाहे साँवली ही, हो जाए।

सफेद दाग क्या है ?

त्वचा का कोई हिस्सा अपना नैसर्गिक रंग खो दे और सफेद दिखने लगे, यही सफेद दाग है। यह अपने आप में कोई रोग नहीं, यद्यपि यह कई प्रकार के त्वचा-विकारों और कुछ विशेष परिस्थितियों में दिखने वाला एक लक्षण है।

लेकिन ल्यूकोडर्मा ? क्या यह भी अपने में कोई रोग नहीं ?

हाँ, ल्यूकोडर्मा या विटिलिगो जरूर एक विकार है, जिसमें एकमात्र कमी त्वचा के कहीं-कहीं बिलकुल सफेद हो जाने की होती है। इसे ही लोग फुलवैरी भी कहते हैं। यह विकार त्वचा की रंग-कोशिकाओं के काम न करने से पैदा होता है। कुछ रंग-कोशिकाएँ काम करती रहती हैं, कुछ हड़ताल पर चली जाती हैं। जिस क्षेत्र में हड़ताल होती है, वह सफेद दिखने लगता है और अप्रिय हो जाता है।

रंग-कोशिकाएँ हड़ताल पर क्यों चली जाती हैं ?

कुछ ठीक-ठीक नहीं कहा जा सकता। शायद शरीर की इम्यून-प्रणाली ही बिगड़ जाती है और अपने-पराए का भेद भूल जाती है जिसका असर रंग-कोशिकाओं पर पड़ता है।

लेकिन सीमित क्षेत्र में ऐसा होने के दूसरे भी बहुत से कारण होते हैं। मसलन दबाव ! जो स्त्रियाँ पेट पर कसकर साड़ी बाँधती हैं, उनके पेट पर इस प्रकार के सफेद दाग उभर आते हैं। चोट के बाद भी कई बार ऐसा हो जाता है और जलने के बाद भी।

कुछ रसायन भी त्वचा का सामान्य रंग छीन लेते हैं। रबड़ के निर्माण में काम आनेवाला एक रसायन भी यह काम कर सकता है। रबड़ की चप्पलें, दस्ताने और दूसरी चीजें कई बार सफेद दाग डाल देती हैं। माथे की बिंदिया को चिपकानेवाला रसायन भी यह करतब कर सकता है।

तो क्या ल्यूकोडर्मा एक तरह का कच्चा कोढ़ नहीं है ?

बिलकुल नहीं, इसका कोढ़ से दूर-दूर तक कोई संबंध नहीं है। यह तो कुछ बेपढ़ वैद्य हकीमों का अंधा प्रचार है, इसमें जरा भी सचाई नहीं।

ल्यूकोडर्मा के अलावा किन-किन रोगों में सफेद दाग उभर सकते हैं ?

ठंडे प्रदेशों में पहाड़ों पर रहनेवाले बच्चों में गाल पर हलके रंग के दाग पड़ जाते हैं। ये चंद साल रहकर किशोर अवस्था में अपने से दूर हो जाते हैं।

एक तरह की फफूँद में भी शरीर पर जगह-जगह सफेद दाग जैसे दिखने लगते हैं।

फिर, कुष्ठ रोग में भी ऐसा हो सकता है कि कहीं सफेद दाग दिखाई दे जिसे छूने या सुई चुभोने पर भी कुछ पता न चले।

क्या ल्यूकोडर्मा छुआछूत से भी हो सकता है ?

नहीं, ऐसा कोई जोखिम बिलकुल नहीं होता।

ल्यूकोडर्मा का इलाज क्या है ?

कई दवाएँ हैं : कुछ खाने की, कुछ लगाने की। इनमें सोरालेन, कोर्टिकोस्टीरॉयड और लेवामिसोल प्रमुख हैं। अनुभवी त्वचा-विशेषज्ञ इनके ठीक तालमेल से शुरू के आधे से ज्यादा मामलों को आराम दिलवा सकता है। बिलकुल शुरू में और लगकर इलाज कराने से लाभ की काफी संभावना रहती है।

जिन मरीजों में इलाज नाकामयाब रह जाता है, क्या उन्हें दूसरे भी कोई रोग होने का डर रहता है ?

नहीं, सिर्फ एक सावधानी बरतनी होती है कि धूप में लंबे समय तक रहना पड़े तो इन सफेद रंगविहीन क्षेत्रों को सूर्य से बचाकर रखें। लंबे समय तक सूर्य की रोशनी में रहने से यह रंगविहीन त्वचा झुलस सकती है।

कुछ नीम-हकीम ल्यूकोडर्मा के शर्तिया इलाज की बात करते हैं, इनके बारे में आपकी क्या राय है ?

यदि क़ोई इतना ही निश्चित इलाज होता, तो देश में तो कम से कम ल्यूकोडर्मा न ही देखने को मिलता।

कुछ मामलों में यदि चमत्कार हो भी जाए, तो उसे इलाज की बजाय रोग के अपने अनिश्चित व्यवहार का ही एक करिश्मा मानिए ! कुछ लोगों में यह रोग लंबे समय तक रहने के बाद अपने से भी ठीक हो जाता है।

दाद

(रिंगवर्म, टीनिया)

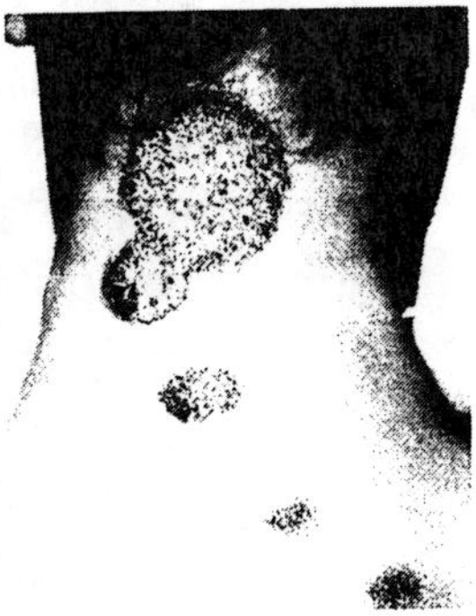

त्वचा पर लाल रंग के गोलाकार घेरों के रूप में उभरनेवाली दाद बरखा ऋतु के दिनों की आमफहम समस्या है। यह कुछ खास किस्म के फफूँद से होनेवाला संक्रामक रोग है, जो बच्चों-बड़ों किसी को भी हो सकता है। इससे बचे रहने के कुछ आसान उपाय हैं और हो जाने पर पूरा इलाज—जिसे बीच मझधार में छोड़ने से मामला बिगड़ सकता है। पुरानी दाद हठी हो जाती है और आसानी से पीछा नहीं छोड़ती।

दाद को रिंगवर्म क्यों कहा जाता है? क्या यह किसी कीड़े से पैदा होती है?

नहीं, दाद कुछ जातियों के फफूँद से पैदा होनेवाला रोग है। यह फफूँद हैं—टीनिया माइक्रोस्पोरम और कैंडिडा, जिनकी कई प्रजातियाँ हैं। इनके त्वचा की बाहरी तह पर उगने से ही दाद होती है।

रिंगवर्म तो भ्रम में रखा गया नाम है। यह भ्रम दाद के रूप-व्यवहार से उपजा है। उसका गोलाकार घेरा जब आकार में बढ़ता है, तो उसका अंदर का हिस्सा साफ होता जाता है। इसे देखकर ही इसे रिंगवर्म का नाम दे दिया गया।

दाद होती कैसे है ?

दाद की छूत या तो किसी मरीज के संपर्क में आने से या हवा में

उड़कर आए उसके कणों से या पालतू जीव-जंतुओं से—जिन्हें यह छूत पहले से ही हो—खेलने या छूने पर होती है। किसी के सिर में दाद हो तो उसकी कंघी और हेयरबैंड इस्तेमाल करने से भी एक दूसरे को हो सकती है। नमी वाले स्थानों में यह छूत लगने की अधिक संभावना होती है। इसीलिए स्वीमिंग पूल और सार्वजनिक स्नानघरों में इसके होने का डर अधिक होता है। दूसरे का तौलिया, टोपी, जुराब पहनने से भी यह हो सकती है।

कुत्ते और बिल्ली और उनके बच्चे तथा घोड़े, गाय और भैंस भी यह छूत दे सकते हैं।

दाद शरीर के किस-किस अंग में हो सकती है ?

यों तो शरीर का कोई भी अंग इससे छूटा नहीं है, लेकिन शरीर के उन अंगों में जिनमें पसीना जमा रहता है और खाल आपस में रगड़ खाती रहती है, दाद के होने की संभावना अधिक होती है। जाँघ, काछ, बगल, गर्दन और अँगुलियों के बीच इसीलिए दाद अधिक पाई जाती है।

बच्चों में सिर की दाद भी पाई जाती है, पर यह प्रायः तरुण अवस्था से पहले-पहले ही होती है। कुछ लोगों में दाद नाखून में भी हो जाती है, जिससे नाखून अपनी चमक खो देते हैं, मोटे और खुरदुरे हो जाते हैं और आसानी से टूटने लगते हैं।

क्या हर कोई दाद से पीड़ित हो सकता है ?

हाँ, लेकिन मोटे लोगों में, मधुमेहियों में और खिलाड़ियों में यह अधिक होती है। इन लोगों में अलग-अलग कारणों से फफूँद को उगने के लिए अनुकूल परिस्थितियाँ मिल जाती हैं, जिससे दाद हो जाती है।

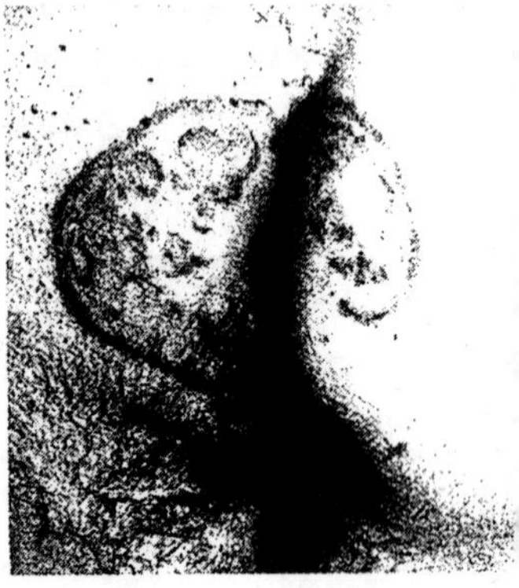

दाद होने पर त्वचा में क्या परिवर्तन नजर आते हैं ?

बदन पर दाद गोल, लाल या सफेद चकत्ते के रूप में शुरू होती है। आरंभ में यह

चकत्ता छोटा होता है। बाद में यह चारों ओर बढ़कर फैलने लगता है। कुछ समय के बाद इस चकत्ते के बीच का केंद्र त्वचा के रंग का हो जाता है। फिर एक गोल घेरा-सा दिखाई देने लगता है। इसमें खुजली बहुत होती है।

सिर की दाद में छूत बाल की जड़ में होती है, जिससे बाल ढीला हो जाता है और गिर सकता है। सिर में खुजली भी होती है, दाने निकल आ सकते हैं और कभी-कभी सूजन हो जाती है। मवाद पैदा होने का भी डर होता है। सिर पर भूरे रंग के गोल क्षेत्र दिखने लगते हैं, जहाँ बाल उड़े हुए होते हैं।

पैर की अँगुलियों की दाद में अँगुलियों के बीच की जगह गली हुई नजर आती है, जैसे कोई घंटों पानी में खड़ा रहा हो। इससे त्वचा कट जाती है और दर्द होने लगता है। लेकिन प्रमुख लक्षण खुजलाहट होती है। इसे ही 'एथलीट फुट' कहा जाता है।

नाखूनों में दाद होने पर जो परिवर्तन होते हैं, उनका उल्लेख पहले ही आ चुका है।

दाद से बचने के क्या उपाय हैं ?

कुछ सरल उपाय दाद से बचाव करने में सहायक हैं :

रोजाना सुबह और शाम साबुन लगाकर स्नान करें ताकि फफूँद बदन पर ठिकाना न बना सके।

स्नान के बाद बदन ठीक से पोंछ कर वस्त्र धारण करें। बगल, काछ और जाँघ के क्षेत्र में टैलकम पाउडर बुरक लेने से त्वचा रगड़ खाने से और पसीने में भीगने से बचेगी।

गरमी और बरसात में सूती, खुले, हवादार वस्त्र धारण करने में समझदारी है। जाँघिया, बनियान और जुराबें ऐसी होनी चाहिए कि पसीने को सोख सकें, नम न रहें। नायलॉन की बजाय सूती अंगवस्त्र पहनना इसीलिए बेहतर है।

उमस-भरे मौसम में खासकर ध्यान दें कि पसीना शरीर के किसी भाग में जमा न रहे।

हमेशा अपना ही कंघा, हेयरबैंड, टोपी और साफ-सुथरे अंगवस्त्र

इस्तेमाल करें।

घर में किसी को दाद हो जाए, तो उसका तुरंत इलाज कराएँ। जिन लोगों के घर में पालतू जानवर हैं, उन्हें उनके स्वास्थ्य का पूरा ध्यान रखना चाहिए और दाद हो जाने पर पशु-चिकित्सक को दिखाना चाहिए।

क्या दाद का इलाज मुश्किल है ?

नहीं, ठीक से इलाज लेने पर दाद बहुत जल्द नियंत्रण में आ जाती है। पर न तो इलाज अपने से शुरू करना चाहिए, न ही उसे बीच में छोड़ना चाहिए।

सौ मर्ज की एक दवा बेटनोवेट दाद का इलाज नहीं है। इसीलिए इसे आजमाना अनुचित है।

बीच में इलाज छोड़ देना भी उचित नहीं है। इससे फफूँद भीतर बची रह जाती है और परिस्थितियाँ अनुकूल पाते ही दाद फिर से हो जाती है।

दाद से छुटकारा दिलाने में कई दवाएँ प्रभावशाली हैं। क्लोट्राइमाजोल (क्लोट्रीन, लोटरिल, माइकोबेन), टोलनेफ्टेट (टोलनाडर्म, टिनावेट, टिनाडर्म), माइकानजोल (केंडीस्टेट, डेक्टारीन, फंगीटॉप, माइकोजेल) और कीटोकोनाजोल (फंगीनोक, नीजराल) की मरहम और घोल सुबह-शाम लगाने से दाद के लक्षण बहुत जल्द हलके पड़ जाते हैं, पर दवा डॉक्टरी सलाह के अनुसार नियम से लगाते रहना जरूरी होता है।

कुछ मामलों में त्वचा-विशेषज्ञ खाने के लिए ग्रिस्योफलबिन दवा लेने की सलाह भी देता है। पूरा इलाज लेने से दाद बार-बार तंग नहीं करती और बिलकुल ठीक हो जाती है।

कील-मुँहासे

(एक्नी, पिंपल्स)

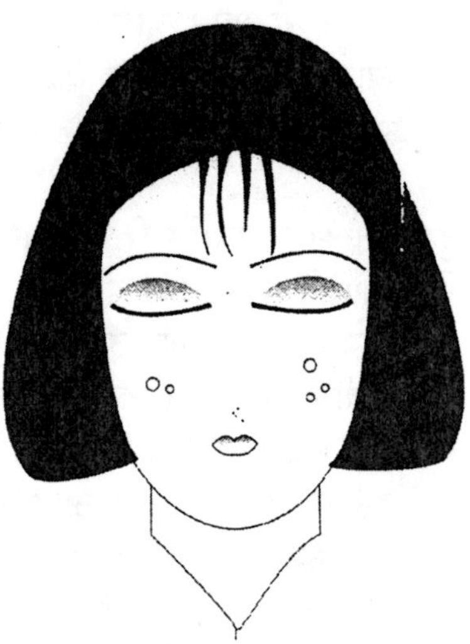

मुख पर सोलहवें सावन की चमक और सलोनापन खिलने से पहले ही मुँहासों की झड़ी लगने से सारा रूप-सौंदर्य ही बिगड़ जाता है। कहीं आने-जाने का मन नहीं करता, और लोगों से मिलना-जुलना भी नहीं रुचता। मन कहता है कि कैसे भी मुँहासों से छुटकारा मिले। हर किसी की नेक सलाह, माँ-दादी की सुझाई गई बंदिशें, पत्र-पत्रिकाओं और टेलीविजन पर विज्ञापित दवाएँ, तरह-तरह की ऐंटिएक्नी क्रीम और लोशन असमंजस पैदा कर देते हैं। कोई इन्हें रक्त की अशुद्धि बताता है, कोई किशोरपन का हिस्सा, कोई सौंदर्य-प्रसाधनों को दोष देता है, कोई चाट-पकौड़ी और चॉकलेट को। जितने मुँह, उतनी बातें। समझ ही नहीं आता कि मुँहासे क्यों हुए और उनसे छुटकारा कैसे पाया जाए।

मुँहासे क्यों होते हैं ?

सच यह है कि मुँहासे त्वचा में छिपी छोटी-छोटी तैलीय ग्रंथियों (सिबेशस ग्लैंड्स) के फूलने से पैदा होते हैं। ये ग्रंथियाँ त्वचा के लिए

सिबम बनाती हैं। ग्रंथियों में बना सिबम महीन नलियों से त्वचा की सतह पर पहुँचता है। जब तक सिबम ठीक से बाहर पहुँचता रहता है, कोई दिक्कत नहीं आती।

लेकिन अधिक सिबम बनने या उसके ठीक से बाहर न निकल पाने पर ये ग्रंथियाँ फूल जाती हैं और फुंसियों जैसी दिखने लगती हैं। ये ही मुँहासे, पिंपल और एक्नी हैं जिनसे मन कष्ट पाता है।

मुँहासे चेहरे पर ही क्यों उठते हैं ?

सिबेशस ग्रंथियाँ सिर और चेहरे पर ही अधिक होती हैं, इसीलिए मुँहासे भी सबसे अधिक चेहरे पर दिखाई देते हैं। गर्दन, पीठ, छाती और कंधों पर भी ये ग्रंथियाँ होती हैं, और उनसे मुँहासे भी बनते हैं पर ढँके रहने के कारण इन पर ध्यान नहीं जाता है।

मुँहासे तरुण अवस्था में ही क्यों शुरू होते हैं ? क्या ये किशोरों की तुलना में किशोरियों को अधिक सताते हैं ?

सिबम बनने की गति उम्र से जुड़ी हुई है। बचपन में यह गति बहुत धीमी होती है, पर किशोरावस्था में इसमें अकस्मात् तेजी आ जाती है। फिर वयस्क उम्र में यह नपी-तुली रहती है और बुढ़ापे में हलकी पड़ जाती है। इसीलिए मुँहासों की शुरुआत अक्सर किशोर उम्र में ही होती है।

किशोरियाँ और किशोर समान रूप से मुँहासों से परेशान होते हैं। दोनों के ही शरीर में वयःसंधि की उम्र में एंड्रोजन हॉरमोन बनने लगता है, जो सिबेशस ग्रंथियों को अधिक सिबम बनाने के लिए उकसाता है।

तो क्या मुँहासे खून के अशुद्ध होने से नहीं पैदा होते ?

नहीं। कुछ दवा बनानेवाली कंपनियाँ जरूर यह विज्ञापित करती आई हैं, पर उनके दावे में कोई वैज्ञानिक सचाई नजर नहीं आती।

कुछ बड़े-बूढ़े कहते हैं कि मुँहासे आत्मरति या हस्तमैथुन करने से होते हैं और विवाह के बाद अपने से ठीक हो जाते हैं !

यह सोच भी सरासर अवैज्ञानिक और गलत है। आत्मरति और

हस्तमैथुन अप्राकृतिक क्रियाएँ नहीं हैं। उनसे न तो स्वास्थ्य बिगड़ता है, न ही सिबेशस ग्रंथियों पर कोई असर पड़ता है कि कील-मुँहासे हों। विवाह के बाद कील-मुँहासों का कम हो जाना कुछ उम्र से जुड़ा है, कुछ वर और वधू के इस प्रयास से कि उनकी सुंदरता अपने चरम पर दिखे। आजकल अधिकतर विवाह पच्चीस से तीस की उम्र से पहले नहीं होते, और यह उम्र सामान्य रूप से भी कील-मुँहासों से विदाई पाने की है। दूसरा, यदि उपाय किए जाएँ और चर्मरोग-विशेषज्ञ की सलाह से दवा ली जाए तो कील-मुँहासों को नियंत्रण में लाना कठिन नहीं है। वर और वधू का इसके प्रति समर्पित भाव से प्रयास करना स्वाभाविक ही है।

क्या कुछ खास चीजें खाने-पीने से मुँहासे बढ़ते हैं ?

तली हुई चीजें, चाट-पकौड़ी और चॉकलेट समय-समय पर संदेह की दृष्टि से देखे जरूर गए हैं, लेकिन आज की तारीख में चॉकलेट के अलावा अन्य सभी चीजें इस आरोप से बरी हो चुकी हैं। चॉकलेट का परहेज भी सिर्फ उनके लिए है जिनके मुँहासे इसे लेने से बिगड़ते हैं।

कौन-कौन सी चीजें मुँहासों को बढ़ाती हैं ?

जलवायु, वस्त्र, व्यवसाय और कुछ दवाएँ कील-मुँहासों पर बुरा असर डालती हैं। जहाँ हवा में नमी की मात्रा अधिक रहती है, वहाँ रहनेवालों को मुँहासे अधिक तंग करते हैं। इसकी तुलना में शुष्क जलवायु मुँहासों की उग्रता घटाती है।

फर और ऊनी वस्त्र पहनने पर भी मुँहासे बढ़ सकते हैं। इससे बचने के लिए सर्दी में सूती या नायलॉन की जैकेट पहनी जा सकती है। कोलतार, तेल उत्पाद और क्लोरीनयुक्त यौगिकों के व्यवसाय में काम करने से भी मुँहासे बढ़ सकते हैं।

कुछ दवाएँ भी मुँहासों को बढ़ावा देती हैं। मुँहासे हों तो आयोडाइड और ब्रोमाइड कंपाउंडवाली दवाओं से बचकर रहना चाहिए।

युवतियों में मासिक-चक्र का भी मुँहासों पर असर पड़ता है। मासिक स्राव से सात-दस दिन पहले मुँहासे अधिक उग्र हो जाते हैं,

लेकिन मासिक स्राव शुरू होने के साथ ही उनकी गंभीरता कम होती जाती है। यह स्वाभाविक चक्र शरीर के भीतर चल रहे हॉरमोनल परिवर्तन का ही अंग है।

कील-मुँहासों की पहचान क्या है ?

मुँहासों की शुरुआत छोटे-छोटे गुलाबी-लाल रंग के दानों से होती है। चेहरे की रौनक छिन जाती है, त्वचा मटमैली-सी दिखने लगती है और उस पर बहुत अधिक तेल दिखाई देता है।

काले या भूरे रंग की कीलें भी दिखाई देती हैं, जो आलपिन के सिर जितनी छोटी होती हैं। ये कीलें (ब्लैकहैड्स) बंद हुए रोम-छिद्रों पर बनती हैं और उनका काला या भूरा रंग केरोटिन की डाट से होता है, जो हवा के असर से इस रंग की हो जाती है। कहीं-कहीं सफेद रंग की कीलें भी दिखाई दे सकती हैं। यह तब होता है, जब उन पर केरोटिन की डाट नहीं लगी होती। कीलों को दबाने से भीतर से सफेद रंग का कीड़े जैसा पतला चिकना पदार्थ बाहर आता है।

कीलों को नोचने और दबाने से त्वचा की सतह पर हलके गड्ढे पड़ जाते हैं। ये निशान चेहरे की सुंदरता बिगाड़ देते हैं।

मुँहासे हो जाने पर क्या-क्या सावधानियाँ जरूरी हैं ?

उन्हें नजरअंदाज न करें। कुछ छोटे-छोटे उपाय अपनाकर उनकी उग्रता कम की जा सकती है।

चेहरे को गुनगुने पानी और साबुन से दिन में तीन-चार बार धोएँ। इससे त्वचा पर इकट्ठा हुआ तेल साफ हो जाएगा और रोम-छिद्र खुले रहेंगे। चेहरा पोंछने के लिए हमेशा नर्म किस्म का ही तौलिया इस्तेमाल में लाएँ।

अगर दिन में पानी और साबुन से चेहरे की सफाई कर पाना मुश्किल हो, तो एस्ट्रिंजेंट लोशन काम में लाएँ। कॉलेज जानेवाली और कामकाजी युवतियों के लिए यह अधिक व्यावहारिक है।

रोम-छिद्रों को खुला रखने के लिए चेहरे की समय-समय पर स्टीमिंग (भाप से सफाई) करें। यह घर पर ही की जा सकती है।

रसोईघर में काम करते समय खिड़कियाँ खुली रखें और एग्झॉस्ट फैन चलाएँ ताकि रसोईघर से चिकनाईयुक्त वाष्प बाहर जाती रहे।

तैलीय किस्म के सौंदर्य-प्रसाधन, फाउंडेशन क्रीम, मॉइस्चराइजिंग क्रीम व लोशन और तेल से परहेज बरतें। उनके प्रयोग से रोम-छिद्र बंद हो सकते हैं। केलेमिन लोशन, पाउडर, लाली (ब्लशर), आईशैडो, आईलाइनर, मस्कारा और लिपस्टिक बेधड़क लगाई जा सकती है।

मुँहासों और कीलों से छेड़छाड़ न करें। खुजलाने या नाखूनों से उन्हें दबाने से उनमें छूत फैल सकती है। इससे वे भद्दे दिखते हैं और स्थायी दाग छोड़ जाते हैं।

मुँहासों से छुटकारा पाने के लिए क्या करना चाहिए ?

मुँहासों पर रोक लगाने के लिए शुरू से ध्यान देना चाहिए। सही दवाओं से उनकी उग्रता कम की जा सकती है और उन्हें नियंत्रण में लाया जा सकता है। यह इलाज लंबे समय तक लेना पड़ता है, बार-बार दवाएँ बदलना उचित नहीं है।

मुँहासों पर लगाने की कई दवाएँ हैं। इनमें प्रमुख हैं : सल्फर और बेनजोयल परऑक्साइड मिश्रण जैसे पर्सोल फोर्ट; रेटिनोइक एसिड (विटामिन ए) युक्त क्रीम जैसे रेटिनो-ए और यूडाइना, इरिथ्रोमाइसीन-युक्त क्रीम जैसे एक्नीडर्म, एक्नीसोल और एरीटोप; और चर्मरोग-विशेषज्ञों की सलाह से केमिस्ट्स द्वारा बनाए जानेवाले सम्मिश्रण जिनमें सेलीसेलिक एसिड, सल्फर, रिसोरसिन और केलोमिन लोशन उपयुक्त अनुपात में मिलाए जाते हैं। इस्तेमाल डॉक्टरी हिदायत के अनुरूप करना चाहिए। अगर दवा से कोई तकलीफ हो, या त्वचा पर लाली आ जाए, तो उसे लगाना बंद कर दें और डॉक्टर से सलाह लें।

बिगड़े हुए मामलों में टेट्रासाइक्लीन कैप्सूल भी फायदा पहुँचाता है। यह कैप्सूल सिबम में मौजूद वसा अम्ल (फैटी एसिड) की मात्रा में कमी लाता है, जिससे मुँहासों से आराम मिलता है। यह कई महीने तक नियमित रूप से लेना पड़ता है। पहले चार से छह हफ्तों में खास फर्क नहीं दिखाई देता, लेकिन फिर लाभ दिखने लगता है।

कीलें ब्लैकहैड रिमूवर से निकाली जा सकती हैं। लेकिन इसके कुछ मूल नियम हैं : (1) कीलों में मवाद हो तो उन्हें निकालने की कोशिश नहीं करनी चाहिए। पहले छूत पर काबू पाने के लिए इरिथ्रोमाइसीन सरीखी ऐंटिबॉयटिक दवा लेनी चाहिए। (2) एक बार में आधी दर्जन से अधिक कीलें नहीं निकालनी चाहिए और एक सप्ताह में एक या दो बार ही यह क्रिया की जानी चाहिए। जल्दी-जल्दी और बार-बार कीलें निकालने से त्वचा को नुकसान पहुँचता है।

क्या मुँहासों के दाग दूर करने का कोई उपाय है ?

कुछ कॉस्मेटिक सर्जन मुँहासों के दाग दूर करने के लिए त्वचा पर रासायनिक घोल का लेप लगाकर कैमीकल पीलिंग करते हैं। इससे त्वचा की ऊपरी परत केंचुली की तरह निकल जाती है, लेकिन इसके बाद कई बार चेहरा बदरंग हो जाता है। इसे तभी कराना चाहिए जब दाग बहुत गहरे और भद्‌दे हों।

दूसरा विकल्प लेजर है। यह भी इसी सिद्धांत पर काम करता है कि जब नीचे से त्वचा की नई परत उगेगी तो वह गड्‌ढों और दागों को कुछ हद तक ढँक देगी।

कच्ची दाद

(हरपिज जोस्टर, शींगल्स)

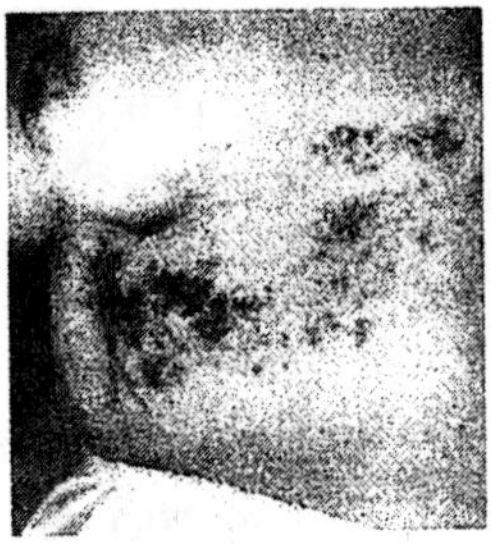

हरपिज जोस्टर त्वचा के तकलीफदेह रोगों में से है। इसमें शरीर के एक तरफ किसी एक हिस्से की तंत्रिका सूज जाती है, जिससे यह भाग दर्द से घिर जाता है और उस पर फफोलों की पंक्ति उभर आती है। यह सूजन दो-तीन हफ्ते रहकर अपने से चली जाती है और कुछेक मामलों को छोड़ फिर कष्ट नहीं देती।

हरपिज जोस्टर किस कारण होती है ?

हमारे पूरे शरीर पर संवेदनशील तंत्रिकाओं का जाल बिछा हुआ है। उनमें से किसी एक की जड़ में वैरिसैला वायरस की घुसपैठ से तंत्रिका सूज जाती है और उससे संबंधित त्वचा का भाग दर्द से भर उठता है तथा उस पर फफोले उठ आते हैं।

अधिकांश मामलों में हमलावर वायरस पहले से ही शरीर में छिपा बैठा होता है। बचपन में हुई चिकिनपॉक्स के समय से उसने अपना अड्डा जमाया होता है और अनुकूल परिस्थितियाँ पाकर वह धावा बोल देता है, जिससे हरपिज जोस्टर हो जाती है।

बचपन से इतने साल तक वायरस का चुप रहना और फिर अचानक दुबारा हमला करना–बात कुछ रहस्यमय सी लगती है !

है तो ! लेकिन इसके वैज्ञानिक प्रमाण मौजूद हैं। कुछ मामलों में

वायरस का पुनः सक्रिय होना यह सूचना भी देता है कि शरीर की रोगों से लड़ने की ताकत कमजोर पड़ रही है। लिम्फोमा और ल्यूकीमिया के मरीजों में और बुढ़ापे में हुई हरपिज इसीलिए अधिक तकलीफदेह होती है।

हरपिज जोस्टर के लक्षण क्या हैं ?

शरीर के एक तरफ पीठ, छाती, पेट या चेहरे के सीमित क्षेत्र में पीड़ित तंत्रिका के हिसाब से दर्द होने लगता है, जिसका शुरू में कोई कारण नहीं मिलता। पर दो-तीन दिन गुजरते ही शरीर का वही हिस्सा फफोलों की कतार से भर जाता है। ये फफोले बहुत कुछ चिकिनपॉक्स के फफोलों जैसे ही दिखते हैं। साथ में हलका बुखार भी आ जाता है और शरीर के उस भाग की लसीका पर्व (लिम्फनोड) भी सूजकर फूल जाती हैं।

सात-आठ दिन के बाद फफोले किसी भी समय सूखना शुरू कर देते हैं, और पंद्रह दिन पूरे होते-होते अक्सर गिरने लगते हैं। उनके गिरने के साथ ही अधिकतर मरीजों में दर्द भी खत्म हो जाता है।

चेहरे पर हुई हरपिज जोस्टर आँख पर भी असर दिखा सकती है, जिससे कॉर्निया पर फफोले बन जाते हैं और उसके जख्मी होने का अंदेशा हो जाता है। लापरवाही बरतने से कॉर्निया की पारदर्शिता नष्ट हो जाती है और आँख से दिखना बंद हो जाता है।

क्या हरपिज जैसे लक्षण किसी अन्य रोग में भी उपज सकते हैं ?

हरपिज जोस्टर के लक्षण अपने में इतने शास्त्रीय हैं कि इन्हें देखते ही रोग का पता चल जाता है। फिर भी, कुछ जंगली पेड़-पौधों के लगने से भी कुछ ऐसे ही लक्षण उत्पन्न हो सकते हैं, पर उन मामलों में मरीज खुद पूरी बात बता देता है।

हाँ, हरपिज सिंपलैक्स जो एक वायरस से ही होता है, कभी-कभी मामले को मुश्किल बना देता है, पर उसमें न तो तकलीफ एकतरफा होती है, न ही हरपिज जोस्टर जितना तेज दर्द होता है।

क्या हरपिज जोस्टर के मरीज से रोग दूसरों में फैल सकता है ?

हाँ, संपर्क में रहनेवाले व्यक्ति को चिकिनपॉक्स होने की सदा संभावना रहती है। लेकिन यह अंदेशा उन्हीं व्यक्तियों में होता है जिन्हें पहले यह रोग न हुआ हो। चिकिनपॉक्स की यह विशेषता है कि एक बार हो जाने के बाद यह दुबारा नहीं होता।

हरपिज जोस्टर के इलाज के लिए क्या करना चाहिए ?

चर्मरोग-विशेषज्ञ या फेमिली डॉक्टर से सलाह लेनी चाहिए ताकि स्थापित हो जाए कि हरपिज जोस्टर ही है। यह पुष्टि हो जाने पर बात दिन गिनने की ही रह जाती है। दो-तीन हफ्तों में हरपिज के फफोले खुद गिर जाते हैं और कष्ट अपने से मिट जाता है। तब तक कुछ छोटे-मोटे उपायों से आराम मिल सकता है।

फफोलों पर कैलेमीन लोशन लगाकर उन्हें साफ रुई और हलकी पट्टी से ढँक देना चाहिए। कैलेमीन लोशन जलन कम करता है और पट्टी हो जाने से फफोलों पर पहने हुए कपड़े की रगड़ नहीं लगती। दर्द कम करने के लिए दर्द-निवारक गोली—जैसे एस्प्रिन—ली जा सकती है। खास मामलों में विशेषज्ञ वायरसरोधी दवाएँ भी प्रयोग में लाते हैं।

जिन मरीजों में आँख में हरपिज हो, उन्हें बिना समय गँवाए नेत्र-विशेषज्ञ से सलाह लेनी चाहिए। विशेषज्ञ पीड़ाहारी दवा, वायरसरोधी दवा और आँख की पुतली फैलाकर रखनेवाली एट्रोपीन दवा आँख में डालते रहने की सलाह देता है, ताकि आँख क्षति से बच सके।

क्या बेटनोवेट काम नहीं करती ?

नहीं, उसे लगाने से मामला बिगड़ सकता है। अधिक छेड़छाड़ करने से फफोलों में दूसरे सूक्ष्मजीव हमला कर सकते हैं, जिससे तकलीफ बढ़ जाती है।

क्या हरपिज जोस्टर ठीक हो जाने के बाद फिर से भी हो सकता है ?

नहीं, लेकिन कुछेक मामलों में फफोले दूर हो जाने के बाद भी दर्द नहीं जाता और कई महीनों तक परेशान किए रहता है। यह संभावना प्रौढ़ उम्र के मरीजों में अधिक प्रबल होती है। साठ साल से अधिक उम्र के मरीजों में बीस प्रतिशत और सत्तर साल से अधिक उम्र के मरीजों में तीस प्रतिशत मरीज इस परेशानी से गुजरते हैं, लेकिन उनमें भी दर्द अपना समय पूरा कर अपने से मिट जाता है।

कुष्ठ रोग

(लेप्रसी, कोढ़, हेंसनूस डिज़ीज)

कुष्ठ रोग सदा से ही डर, अज्ञान और अंधविश्वास के चक्रव्यूह में घिरा रहा है। बहुत से लोग उसे आज भी पूर्वजन्म के पापों का दुष्फल मानते हैं। सच यह है कि यह सूक्ष्मजीव बैक्टीरिया से होनेवाला संक्रामक रोग है, जिसे समय से दवा शुरू कर जीता जा सकता है।

क्या यह सच है कि मछली और दूध साथ-साथ ग्रहण करने से कुष्ठ रोग होता है ?

नहीं, यह सोच सरासर अवैज्ञानिक और गलत है। कुष्ठ रोग किसी खानपान की अनियमितता से नहीं, माइकोबैक्टीरिअम लेपरे नामक बैक्टीरिया के शरीर में स्थापित हो जाने से उपजता है। इस बैक्टीरिया की खोज 1873 में नार्वेजिआई वैज्ञानिक डॉ. हेंसन ने की थी और इसीलिए इस रोग को हेंसनूस डिज़ीज भी कहते हैं।

क्या कुष्ठ रोग छुतहा बीमारी है ?

हाँ, लेकिन यह छूत एक-दो बार के संपर्क से नहीं लगती। यों भी कुष्ठ का हर रोगी छुतहा नहीं होता।

छूत की संभावना उन रोगियों से होती है जिनके शरीर में—त्वचा और नासिका के भीतर—बड़ी तादाद में माइकोबैक्टीरिअम लेपरे जीवित होते हैं। ऐसे किसी रोगी के साथ लंबे समय तक सीधे संपर्क में रहने से ही बैक्टीरिया दूसरे के शरीर में पहुँच पाता है। त्वचा पर पड़ी खरोंच या घाव ही संभवतया बैक्टीरिया की पैठ का द्वार बनता है।

कुष्ठ के बैक्टीरिया यों शायद हवा में भी होते हैं। मरीज के खाँसने, छींकने और बोलने पर उनका नाक से उड़कर हवा में पहुँचना स्वाभाविक है।

पर बैक्टीरिया का घुसना कहीं से भी हो, रोग तभी होता है जब शरीर कमजोर हो। फिर भी छूत लगने से रोग होने के बीच दो से पाँच साल लग जाते हैं।

क्या कुष्ठ रोग आनुवंशिक होता है ?

नहीं, परिवार में पति-पत्नी और उनके बच्चों में कुष्ठ का होना सिर्फ रोग की संक्रामकता प्रकट करता है। पति-पत्नी के जींस एक से नहीं होते कि रोग के आनुवंशिक होने की बाबत सोचा जाए।

कुष्ठ रोग के लक्षण क्या हैं ?

कुष्ठ रोग के लक्षण मरीज की रोग से लड़ने की ताकत के हिसाब से अलग-अलग गहनता के होते हैं।

कम गंभीर मामलों में शुरू में त्वचा पर एक या अधिक ऐसा क्षेत्र दिखाई देता है, जिसका रंग सामान्य त्वचा से कम गहरा होता है, सतह शुष्क और प्रायः छिलकेदार होती है, यह क्षेत्र या तो दागदार होता है या उठा हुआ या उस पर गोल घेरे खिंचे होते हैं, जैसे कि दाद के चकत्ते, और खास बात यह कि यह हिस्सा संवेदनाशून्य होता है। उसे कोई छुए तो पता नहीं चलता, न ही ठंडे-गर्म या दाब का पता चलता है। यह अलग से नजर में आनेवाला दोष शरीर के किसी भी भाग में प्रकट हो सकता है, पर यह बाँहों, टाँगों या नितंबों के बाहरी तरफ अधिक होता है। इसके साथ उस क्षेत्र की कोई एक तंत्रिका भी सूज जाती है और उसे त्वचा के नीचे किसी-न-किसी स्थान पर महसूस किया जा सकता है।

यह स्थिति बनी रहे, तो तंत्रिका क्षतिग्रस्त हो जाती है और मांसपेशियों के ताकत खोने से बीमार अंग विकृत हो जाता है। संवेदना न रहने से जलने, चोट लगने, घाव बनने, कट जाने का डर बना रहता है। हड्डी में विनाशकारी बैक्टीरिया पहुँचने से

हड्डी में घाव हो जाता है, जिससे तरह-तरह की कुरूपता पैदा हो जाती है। मस्तिष्क के निचले भाग से आईं पाँचवीं और सातवीं क्रेनिअल नर्व के क्षतिग्रस्त होने पर आँख पर भी बुरा असर आ सकता है।

पर इस प्रकार के रोगी दूसरों पर प्रायः रोग की विपदा नहीं डालते। उनका रोग कम तीव्रता का होता है और उपचार से पूरी तरह ठीक हो जाता है। इसे ट्यूबरक्यूलॉएड लेप्रसी कहा जाता है।

लेप्रोमेटस लेप्रसी कुष्ठ रोग का उग्रतम रूप है। इसमें चेहरे की त्वचा मोटी गिल्टीदार, कान की लहरी मोटी, छोटी और चौरस, और भौंहें गायब हो जाती हैं। रोग से नासिका की हड्डी नष्ट हो जाने से नाक अंदर धँस जाती है। पर रोग इतने पर ही नहीं रुकता। तंत्रिकाओं के क्षतिग्रस्त होने से हाथ-पैर और फिर धड़ और चेहरा संवेदनाशून्य हो जाते हैं। नाक, मुँह और साँस-नली में जख्म बन जाते हैं और आँख पर भी बीमारी का असर पड़ सकता है। पुरुष में अंडग्रंथि नष्ट हो सकती है, जिससे हॉर्मोनल असंतुलन हो जाता है और छातियाँ फूल जाती हैं।

इसके विपरीत उपर्युक्त दोनों गहनता के बीच की बार्डरलाइन लेप्रसी में आँखें और नाक रोग से बचे रहते हैं, लेकिन तंत्रिकाओं के क्षतिग्रस्त होने की तीव्रता ट्यूबरक्यूलॉएड लेप्रसी से अधिक होती है।

कुष्ठ रोग का निदान कैसे किया जाता है ?

अधिकतर मामलों में चर्मरोग-विशेषज्ञ लक्षणों और शारीरिक जाँच के आधार पर ही यह बता सकता है कि कौन-सा रोग है। लेकिन विश्वसनीयता के लिए कुछेक मामलों में रुग्ण भाग से त्वचा का छोटा सा टुकड़ा लेकर ऊतकीय जाँच कराने की जरूरत भी आ सकती है।

क्या कुष्ठ रोग का इलाज हो सकता है ?

हाँ, क्यों नहीं ! दवाओं से माइकोबैक्टीरिअम लेपरे को नष्ट कर रोग से छुटकारा पाया जा सकता है, लेकिन दवा कई साल लेनी होती है।

डैप्सोन, रीफेम्पीसीन और क्लोफाजीमीन कुष्ठ रोग की तीन प्रमुख दवाएँ हैं, जिन्हें डॉक्टरी सलाह से सही मात्रा में ही लिया जाना चाहिए। दवा से कोई परेशानी हो, तो डॉक्टर से मिलकर उसे सुलझा लेना चाहिए।

क्या इलाज घर रहते किया जा सकता है ?

हाँ। अधिकतर मामलों में यों भी दवा शुरू होने के कुछ दिन बाद से रोगी दूसरों के लिए संक्रामक नहीं रहता कि रोग उससे औरों को हो सके। लेकिन उस समय तक बच्चों को उससे अलग रखा जा सके तो अच्छा है।

लेकिन रोगी के इलाज शुरू करने से पहले भी तो रोग घर के अन्य सदस्यों को लग सकता है ?

हाँ, ऐसा हो सकता है। इसीलिए घर-परिवार के सभी सदस्यों को चाहिए कि दो वर्ष तक छह-छह महीने पर अपनी डॉक्टरी परीक्षा कराते रहें।

क्या कुष्ठ रोग की शारीरिक विकृतियों से छुटकारा पाया जा सकता है ?

हाँ। पर पहले तो इससे बचने की ही कोशिश होनी चाहिए। इसके लिए शुरू से ही सावधान होना पड़ता है। मांसपेशियों की ताकत नष्ट हो जाए, तो उन्हें उस हाल में छोड़ने की बजाय फिजियोथैरेपी से काफी सुधारा जा सकता है। इसी प्रकार संवेदनारहित अंग में दस्ताने-मोजे, गद्देदार जूते या दूसरी कोई बचाव करनेवाली चीज पहनी जा सकती है ताकि अंग जख्मी होने से बचा रहे। फिर भी कहीं जख्म हो जाए, तो उसका समय से इलाज होना बहुत जरूरी होता है। पर किसी में विकृतियाँ हो चुकी हों, तो भी उचित ऑपरेशन से उन्हें दूर करने की कोशिश हो सकती है।

खंड छह

यौन

तथ्य, अनुभूति और क्रियाएँ

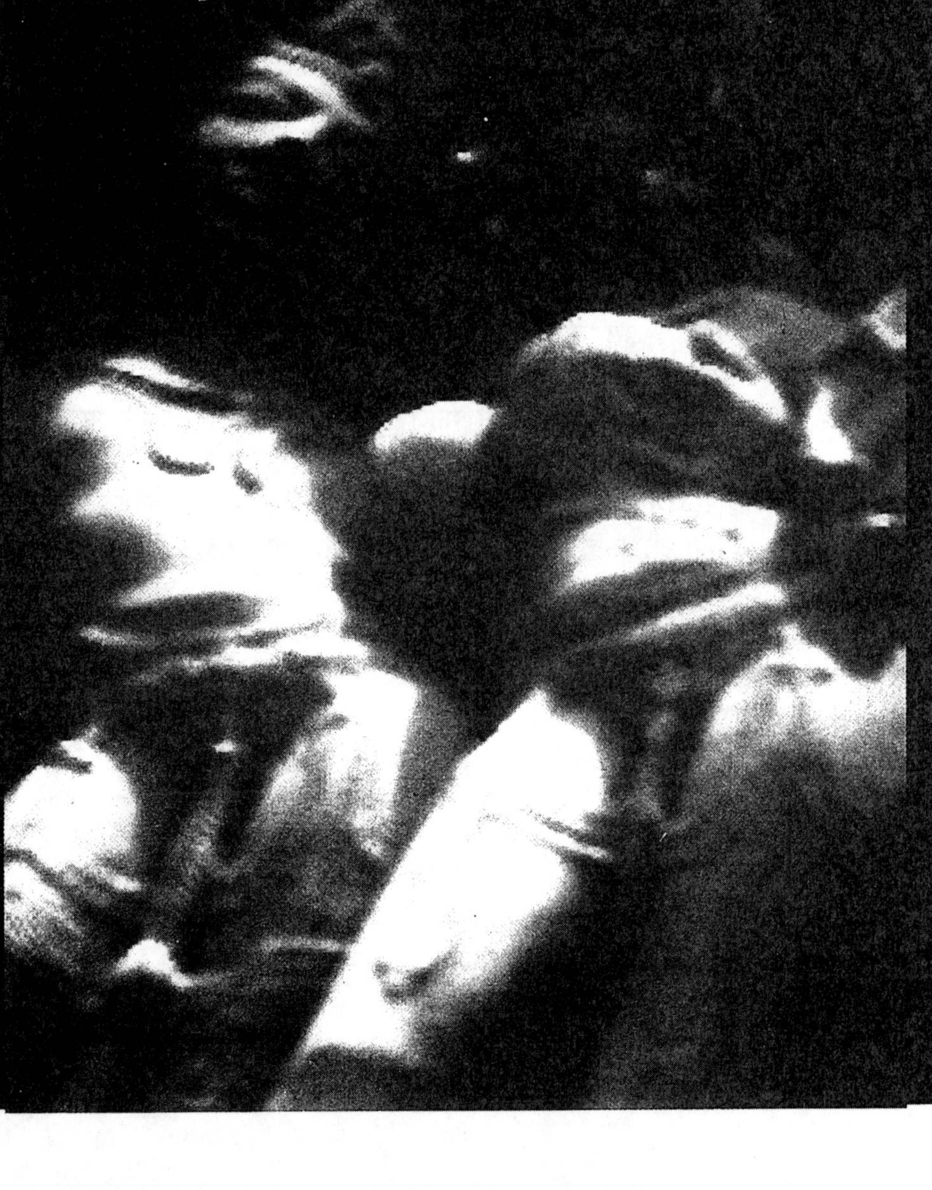

यौन

तथ्य, अनुभूति और क्रियाएँ

'आलोकपर्व' में आचार्य हजारीप्रसाद द्विवेदी ने कहा है—"परब्रह्म की उस मानसिक इच्छा का, जो संसार की सृष्टि में प्रवृत्त होती है, मूर्त रूप ही काम है।" जो क्रिया जीवन-चक्र की धुरी है, जिसके बल पर यह संपूर्ण संसार रचा और जीवित है, जिसकी नैसर्गिक प्रवृत्ति मनुष्य और अन्य जीव-जंतुओं में जीवन के आरंभ से है, उस पर कोई चर्चा हो, यह अपने आप में इस बात का द्योतक है कि हमने जीवन को कितना उलझा लिया है।

मनुष्य यौनत्व आज न तो महज़ स्त्री-पुरुष लिंग-भेद है, न मात्र शारीरिक क्रिया। समाज की संरचना, संस्कृति के उद्‌भव, धर्म की सोच और मानवीय संवेदनाओं की ओढ़नी ने उसे जो रूप दिया है, वही मनुष्य के यौन-व्यवहार और सोच का प्रतिमान है। विचारणीय तथ्य यह भी है कि जैसे हर समाज समय के साथ परिवर्तनशील है, वैसे ही यह नियमावली, सामान्य-असामान्य की कसौटियाँ, धर्म-अधर्म और नैतिक-अनैतिक की व्याख्याएँ सदा ही बदलती रही हैं। तरह-तरह के सम्भ्रम और व्याकुलताएँ बहुत कुछ इसी का प्रतिफल हैं।

लेकिन यह भी उतना ही बड़ा सच है कि किसी भी काल में समय के साथ चलना, उसके नियमों और मर्यादाओं में जीना सुसभ्य मनुष्य का कर्त्तव्य-धर्म है। इसी से कोई समाज अनुशासनबद्ध होकर जी सकता है।

लेकिन जब कोई सम्भ्रम, अंधविश्वास और अज्ञान में गुँथे बंधन स्वस्थ जीवन और उसके सहज सुख में बाधक बनें तो उनकी सच्चाई में जाना और सत्य जानकर अंतर्मन से उनसे मुक्ति पाना ही हमारा धर्म है।

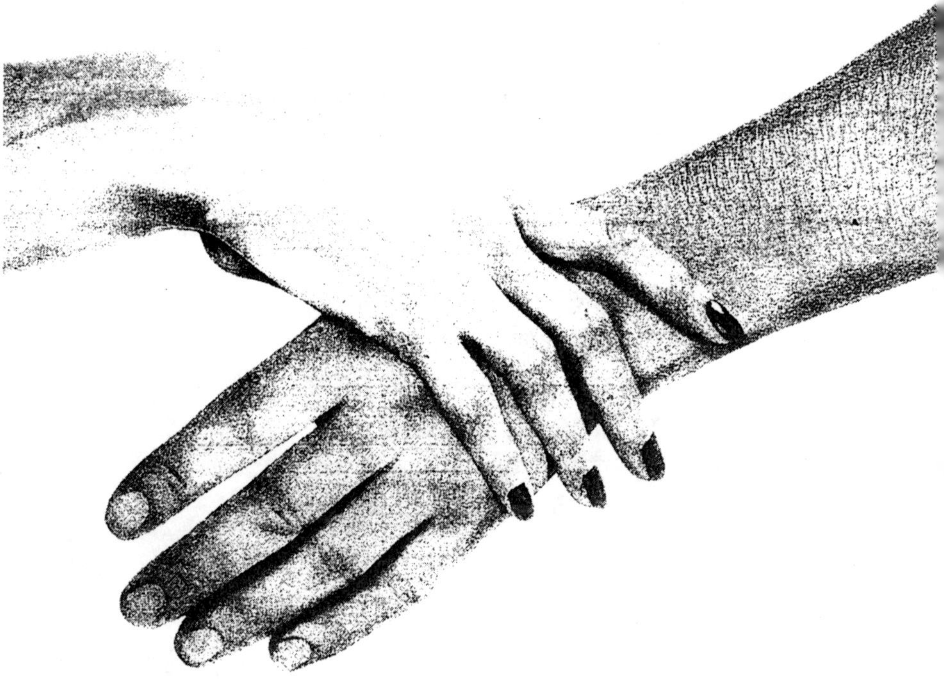

अधिकांश यौन-समस्याएँ तरह-तरह की मानसिक कुंठाओं, दोहरे जीवन की विवशताओं, कठमुल्लों और नीमहकीमों द्वारा फैलाए गए अज्ञान और गुमराह करनेवाले सस्ते साहित्य का दुष्चक्र हैं। अगले कुछ पृष्ठों में मैंने ऐसी ही कुछ उलझनों का साफ-सुथरा वैज्ञानिक समाधान देने का प्रयास किया है।

पुरुष यौन-प्रणाली

(शिश्न, अंडकोष और अंडग्रंथियाँ, शुक्राणु)

पुरुष-जननांग बाह्य रूप से शिश्न और अंडकोष तथा आंतरिक स्तर पर अंडग्रंथियों, प्रोस्टेट ग्लैंड और शुक्राणु-संवाहक अंगों की समष्टि हैं।

शिश्न

शिश्न का सामान्य नाप और आकार क्या है ?

यह उसकी अवस्था पर निर्भर करता है। यौन-उत्तेजना के क्षणों में उसके विशेष ऊतकों में खून इकट्ठा हो जाता है जिससे उसमें तनाव आ जाता है और उसकी लंबाई और आकार फैलकर बड़े हो जाते हैं।

नरम अवस्था में उसकी लंबाई औसतन तीन से चार इंच होती है और घेरा लगभग एक इंच। लेकिन ठंडा पानी, ठंडी हवा, भय या दुश्चिंता इसमें कुछ कटौती कर सकते हैं।

महत्त्वपूर्ण तथ्य यह है कि हालाँकि बहुत से युवक अपने शिश्न के आकार के विषय में बहुत चिंतित होते हैं, सामान्य यौन-सुख में शिश्न का आकार कभी बाधक नहीं बनता।

दूसरा यह कि व्यक्ति की कुल लंबाई, काठी और वजन का शिश्न के आकार से

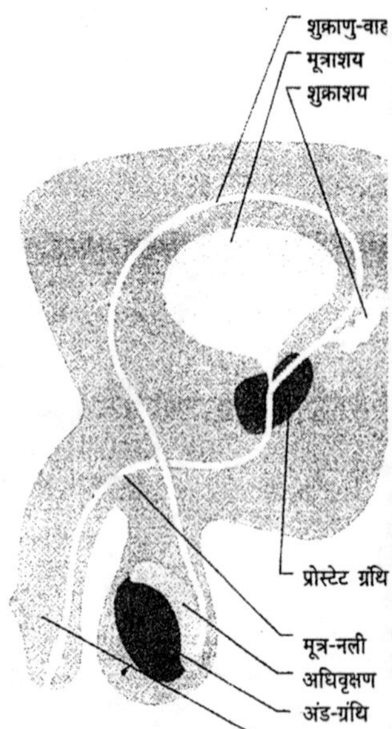

कोई संबंध नहीं होता।

तीसरी खास बात यह है कि यद्यपि 'कामसूत्र' में शिश्न के आकार और माप के हिसाब से अलग-अलग वर्ग के पुरुषों की व्याख्या की गई है और यौन-सामर्थ्य का इससे सीधा संबंध बताया गया है, इसमें वैज्ञानिक सच्चाई जरा भी नहीं है। कोई पुरुष अपनी सहभागिनी को सुख दे सकेगा या नहीं, इसका उसके जननांगीय आकार से कोई संबंध नहीं होता।

क्या उत्तेजित अवस्था में शिश्न का किसी एक तरफ हलका सा घूम जाना सामान्य बात है ?

हाँ, और इससे न तो कोई असुविधा होती है, न ही यह यौन-क्रिया में परेशानी देता है।

कुछेक मामलों में घुमाव बहुत अधिक होता है जिससे उत्तेजित अवस्था में तकलीफ होती है और यौन-सुख में बाधा। ऐसा शिश्न में नीचे की तरफ सख्त पट्टी बन जाने से होता है। इसके बारे में डॉक्टर से राय लेनी चाहिए।

क्या उम्र बढ़ने के साथ खासकर पचास-साठ की उम्र में उत्तेजना के बावजूद शिश्न में सख्ती आने में समय लग सकता है ? यह किसी भीतरी रोग का लक्षण तो नहीं है ?

नहीं, यह उम्र के साथ आने वाला एक स्वाभाविक परिवर्तन है। इससे परेशान नहीं होना चाहिए।

क्या यौन-क्रिया से पूर्व मदिरा, कोई नशीली दवा या औषध लेने से शिश्नोत्तेजना का कुल समय बढ़ाया जा सकता है ?

कतई नहीं। मदिरा की जरा सी अति कई बार पुरुष का पूरा का पूरा यौन-जीवन ही बिगाड़ देती है। मदिरा का तंद्रात्मक प्रभाव और इस पूरी स्थिति में सहचारिणी की अरुचि शिश्न के उत्थान में बाधक बन सकते हैं। इससे पुरुष का मन अपने यौन-सामर्थ्य के प्रति आशंकित हो जाता है। उसकी यह भीतरी आशंका ही उसे

आगे भी ले डूबती है। यदि वह फिर से कहीं मदिरा पीने की गलती कर लेता है और उसे एक-दो बार फिर से असफलता मिलती है तो वह अपने पर से विश्वास गँवा बैठता है और आगे के लिए भी मैथुन में असमर्थ हो जाता है। इस दुष्चक्र से स्वयं को मुक्त कर पाना फिर बहुत आसान नहीं होता।

जहाँ तक नशीली दवाओं और वनस्पतियों से मिलनेवाले मादक पदार्थों का सवाल है, उनमें से कुछ का नियमित सेवन तो व्यक्ति को नपुंसक भी बना सकता है। कुछ शहरों में चंद पानवाले ऐसे पान भी बेचते हैं जिनमें ऐसे मादक द्रव्य मिले होते हैं। शुरू में इनका दुष्प्रभाव न भी दिखे, तब भी इनके दुष्चक्र में नहीं पड़ना चाहिए।

क्या किशोर और युवा अवस्था में कोई हस्तमैथुन करता रहा हो, तो उसे शिश्नोत्थान न होने की समस्या हो सकती है ?

शारीरिक स्तर पर हस्तमैथुन का यौन-सामर्थ्य पर कोई बुरा असर नहीं पड़ता, लेकिन कोई यही सोचता रहे कि उसे समस्या होगी तो यह आशंका ही उसकी सबसे बड़ी दुश्मन बन सकती है। यौनस्फूर्त होने के लिए शरीर का स्वस्थ होना जितना जरूरी है, उतना ही मन से तंदुरुस्त और दुराग्रह-मुक्त होना भी जरूरी है।

क्या कभी-कभार मानसिक इच्छा होने पर भी शिश्नोत्थान का न होना नपुंसकता का लक्षण है?

नहीं, आदमी बहुत थका हुआ हो या उसका मन चिंतित हो, तो ऐसा हो सकता है। इससे उसे परेशान नहीं होना चाहिए।

कुछ दवाएँ भी शिश्नोत्तेजना में बाधक हो सकती हैं। उनसे कामेच्छा भी कम हो सकती है और मैथुन-असमर्थता भी उत्पन्न हो सकती है।

क्या दवाएँ भी ऐसा कर सकती हैं ?

हाँ, कुछ दवाएँ मसलन उच्च रक्तचाप में दी जानेवाली बीटा-ब्लॉकर्स, मूत्र की मात्रा बढ़ानेवाली डाइयूरेटिक्स, मेथाइलडोपा और क्लोनिडीन;

मनश्चिकित्सा में दी जानेवाली बहुत सी दवाएँ; प्रशांतक और नींद लानेवाली दवाएँ और ऐंटिकोलिनर्जिक दवाएँ जो सर्दी-जुकाम से लेकर पेट दर्द, पेट के अल्सर, मितली-कै और पार्किन्सन रोग में दी जाती हैं, मैथुन-असमर्थता पैदा कर सकती हैं।

कोई भी दवा यदि लंबे समय से चल रही हो, और यौन-क्षमता की परेशानी आए, तो डॉक्टर से पूछ लेने में कोई हर्ज नहीं। ऐसे में कई बार दवा बदलने से ही बात बन जाती है।

कौन-कौन से विकार पुरुष में मैथुन-असमर्थता उत्पन्न कर सकते हैं ?

मुख्य रूप से ये दो प्रकार के हो सकते हैं : (1) मनोवैज्ञानिक और (2) शारीरिक।

मनोवैज्ञानिक कारणों में सभी प्रकार के मानसिक रोग खासकर डिप्रेशन, किसी भी प्रकार की गहरी चिंता, और दांपत्य में कलह अस्थायी मैथुन-असमर्थता उत्पन्न कर सकते हैं।

शारीरिक/भौतिक कारण भी कई प्रकार के हो सकते हैं। पहले से चली आ रही डायबिटीज, धमनियों के तंग हो जाने का रोग, मेरुदंड (स्पाइनल कॉर्ड) की चोट, प्रोस्टेट का ऑपरेशन, कमर की सर्जरी, अंतःस्रावीय ग्रंथियों (पीयूष, थायरॉयड या एड्रिनल) का असंतुलन, तंत्रिकीय विकार जिसमें शिश्नोत्थानिक तंत्रिका ठीक से काम नहीं करती, पुरुष की पुंसत्वहीनता के कुछ प्रमुख कारण हैं।

क्या कोई दवा पुंसत्वहीनता को मिटा सकती है ?

कुछ मामलों में यह संभव है। वियाग्रा के नाम से हाल में आई सिल्डनाफिल साइट्रेट दवा कामेच्छा जाग्रत होने के बाद शिश्न के अंदर खून इकट्ठा होने की पूरी क्रिया पर अनुकूल प्रभाव डालती है और यौन-क्षमता को तरोताजा बना नई जिंदगी दे देती है।

लेकिन यह दवा डॉक्टरी सलाह से ही ली जानी चाहिए। नाइट्रोग्लिसरीन/नाइट्रेट दवा ले रहे हृदय-रोगियों के लिए इसे लेना वर्जित है।

क्या सड़क किनारे दुकान लगाकर और जगह-जगह पीढ़ियों से चल रहे मशहूर शफाखानों में बेची जानेवाली दवाएँ और नुस्खे इस दृष्टि से उत्तम नहीं हैं ?

उनकी कोई भी दवा वैज्ञानिक रूप से प्रमाणित नहीं होती। इन नीम-हकीमों के दरवाजों पर टँगी हुई तख्तियाँ चाहे उन्हें डॉक्टर बताएँ, और उनके नाम के आगे तरह-तरह की देशी-विदेशी डिग्रियाँ दिखाएँ, सच यह है कि न तो इन्होंने डॉक्टरी पढ़ी होती है, न ही ये 'डिग्रियाँ' कोई मायने रखती हैं। ये अपने से ही स्वयं को यौन-विशेषज्ञ घोषित कर देते हैं और भोले-भाले लोगों के मनोविज्ञान के साथ छल खेलते हैं ताकि भारी रकम वसूल सकें। उनकी दवा से यदि किसी मामले में कोई सुधार आता है तो वह दवा से नहीं बल्कि उनकी चतुर बातों के मनोवैज्ञानिक प्रभाव से आता है। जिन्हें कोई लाभ नहीं मिलता, वे भी किसी दूसरे से कुछ कह नहीं पाते।

कई लोगों में समस्या मैथुन-असमर्थता की नहीं होती, बल्कि शीघ्र-स्खलन (प्रीमेच्योर इजेकुलेशन) की होती है। इसे परिभाषित करेंगे ?

शीघ्र-स्खलन एक आमफहम समस्या है, जिसमें पुरुष की जननेंद्रिय सामान्य रूप से उत्तेजित तो होती है, पर बहुत जल्दी ही वीर्य का स्खलन हो जाता है जिससे न तो पुरुष साहचर्य-सुख अनुभव कर पाता है, न ही अपनी सहधर्मिणी को कामसुख दे पाता है।

लेकिन कोई कितने समय में स्खलित हो कि उसे कब सामान्य और कब असामान्य ठहराया जाए, यह एक विवादास्पद विषय है। हाँ, काम-क्रीड़ा शुरू होने से पूर्व ही ऐसा हो जाए, तो निश्चित ही इसे शीघ्र-स्खलन कहा जा सकता है। तब भी, जब तक कि ऐसा बार-बार न हो, इसे विकार नहीं समझना चाहिए। कई बार अत्यधिक उत्तेजना में, काम-क्रीड़ा से पूर्व अत्यधिक कामुकता के क्षणों में, लंबे विरह के बाद मिलन में अपने पर वश न रहना और तुष्टिपूर्व स्खलित हो जाना सामान्य बात है।

शीघ्र-स्खलन की समस्या किन कारणों से उपजती है ?

अधिकांश मामलों में सही जानकारी न होना ही सबसे बड़ी समस्या

होती है। कई युवा तो अपने से अपेक्षाएँ ही ऐसी लगा लेते हैं कि कोई उन्हें पूरा नहीं कर सकता। सुनी-सुनाई मिथकीय कसौटियों पर जब कोई खरा नहीं उतर पाता तो वह स्वयं को अधूरा महसूस करने लगता है और आसानी से दूसरे भ्रमों में पड़ जाता है जिससे उसका मन अनावश्यक ही कुंठित हो जाता है। सब कुछ सामान्य होते हुए भी उसका यौन-जीवन नारकीय हो जाता है।

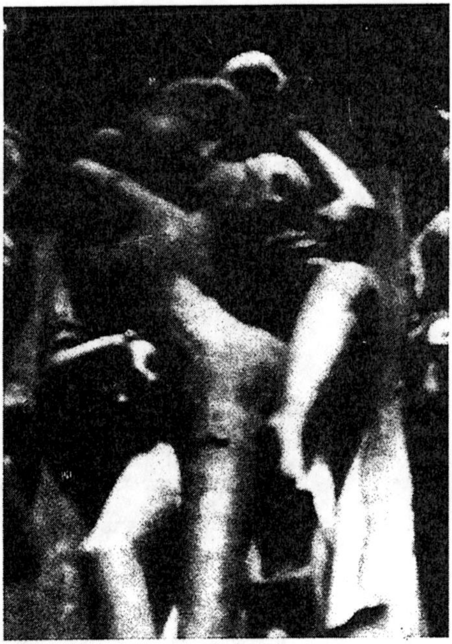

कुछ मामलों में शुरुआत किसी एक बुरे अनुभव से होती है। कहीं ऐसी जगह जहाँ मैथुन-क्रिया पूरा करने की हड़बड़ी और दबाव होता है, यह दुष्चक्र शुरू हो जाता है। फिर इसका तनाव ही आगे हर बार मन पर हावी रहता है और परेशानी पैदा करता रहता है।

किशोर अवस्था में जो तरुण लुकछिप कर अपराध-बोध के साथ हस्तमैथुन करते समय स्खलित होने में जल्दबाजी करता है, वह भावी जीवन में भी स्वयं को इस दुश्चिंता से मुक्त नहीं कर पाता और कष्ट में रहता है।

इसके यह मायने कतई नहीं हैं कि हस्तमैथुन अपने में शीघ्र-स्खलन का कारण है।

क्या कोई शारीरिक रोग या दुर्बलता शीघ्र-स्खलन का कारण हो सकती है ?

नहीं, कतई नहीं। यह समस्या मूलतः मनोवैज्ञानिक स्तर पर ही होती है।

इसका इलाज क्या है ?

कुछ विशेष यौन-व्यायाम हैं, जिनसे स्खलन पर आदमी का नियंत्रण बेहतर हो जाता है। ये व्यायाम किसी प्रशिक्षित सेक्सुअल थैरेपिस्ट से मालूम किए जा सकते हैं।

दूसरा सरल विकल्प यह है कि स्वयं ही कीगल की 'पेल्विक फ्लोर एक्सरसाइज' आजमा कर देखी जाए। इसे किसी भी समय, कहीं भी, किसी भी मुद्रा में किया जा सकता है। विधि सरल है : श्रोणि की मांसपेशियों को उसी तरह सिकोड़ें मानो मूत्र-त्याग की क्रिया को रोकना हो, और दस तक गिनने के बाद मांसपेशियों को ढीला छोड़ दें। फिर दस तक गिनें। अब यही व्यायाम फिर से दोहराएँ। पहले दिन बारह बार और बढ़ाते-बढ़ाते सुबह-शाम चौबीस-चौबीस बार इसे अगले छह हफ्तों तक रोजाना करें। यदि सुधार आए तो अपना अनुभव हमें जरूर लिखें, ताकि इसकी उपयोगिता की पुष्टि होती रहे !

क्या कोई ऐसी क्रीम भी आती है जिसे शिश्न के अगले भाग पर लगा लेने से शीघ्र-स्खलन की समस्या दूर हो जाती है ?

कुछ लोग अनुभूति को मंद करने के लिए स्थानीय संवेदनाहारी (ऐनेस्थेटिक) क्रीम का प्रयोग कर लेते हैं। पर यह ठीक नहीं है। इससे स्खलन-क्रिया पर नियंत्रण बेहतर नहीं बनता। दूसरा, इससे स्त्री के यौनसुख में भी विघ्न पड़ सकता है। क्रीम के यौन-क्रिया के दौरान भगनासा पर लग जाने से संवेदनशीलता स्वाभाविक रूप से कम हो जाती है।

और यदि एकाध पैग लगा लिया जाए ? क्या उससे कुछ लाभ पहुँचता है ?

आधा-एक पैग विशुद्ध वैज्ञानिक दृष्टि से कहूँ तो शायद कोई नुकसान नहीं करेगा, लेकिन संगिनी से इस पर ही खटपट हो जाए तो सारा का सारा मजा फुर्र हो जाएगा। और जरा भी ज्यादा हो गई, तो यौन-सामर्थ्य में भी खलल आ सकता है।

अंडकोष और अंडग्रंथियाँ

क्या ठंडे पानी या ठंडी हवा लगने पर अंडकोष का सिकुड़ना किसी विकार का लक्षण है ?

नहीं, यह एक सामान्य शारीरिक प्रतिक्रिया है। ठीक वैसे ही जैसे गर्मी में अंडकोष का ढीला हो जाना।

ये दोनों ही प्रतिक्रियाएँ दरअसल अंडग्रंथियों की सामान्य जरूरत को पूरा करती हैं। शुक्राणुओं के उत्पादन के लिए अंडग्रंथियों का तापमान शरीर के तापमान से एक-दो डिग्री कम होना जरूरी है।

क्या अंडकोष का फूल जाना किसी रोग का लक्षण है ?

हाँ, यह वृद्धि कई कारणों से आ सकती है : पानी भरने से, अंडग्रंथि में संक्रमण, टी. बी. या ट्यूमर होने से, खून इकट्ठा होने से या हर्निया हो जाने से। इसे तुरंत किसी सर्जन को दिखाना चाहिए और छानबीन करानी चाहिए ताकि ठीक इलाज हो सके।

क्या दोनों अंडग्रंथियों के बीच माप का अंतर हो सकता है ?

हाँ, यह आम है कि बाईं अंडग्रंथि दाईं से जरा अधिक बड़ी और वजनी हो और उससे थोड़ी नीची भी हो।

यदि बच्चे में एक तरफ की अंडग्रंथि न हो तो क्या करना चाहिए ?

माता-पिता के लिए जरूरी है कि वे बहला-फुसला कर बच्चे को डॉक्टरी जाँच के लिए तैयार करें और उसे किसी बच्चों के सर्जन को दिखाएँ। कुछ बच्चों में एक अंडग्रंथि अपने सामान्य स्थान पर न होकर ऊपर श्रोणि या पेट में होती है, जिसे ढूँढ़कर ऑपरेशन द्वारा अंडकोष में लाना पड़ता है।

यदि किसी पुरुष की एक अंडग्रंथि खराब हो जाए, निकालनी पड़े या शुरू से ही न हो, तो क्या वह सामान्य जीवन जी सकता है ?

हाँ, क्यों नहीं। उसकी यौन-क्षमता और संतान-उत्पत्ति की शक्ति के लिए एक स्वस्थ अंडग्रंथि बिलकुल पर्याप्त है।

'कामसूत्र' में कहा गया है कि भेड़ और दूसरे बलशाली पशुओं की अंडग्रंथि खाने से पुरुष अपनी यौन-शक्ति बढ़ा सकता है। क्या यह बात सच है ?

बिलकुल नहीं। उसमें कोई ऐसा तत्त्व नहीं कि यौन-शक्ति में कोई परिवर्तन आए। उसे ग्रहण करना किसी मांस के टुकड़े को ग्रहण करने के समान ही है।

शुक्राणु

क्या यह सच है कि एक बूँद वीर्य बनने में खून की 100 बूँदें खर्च हो जाती हैं ?

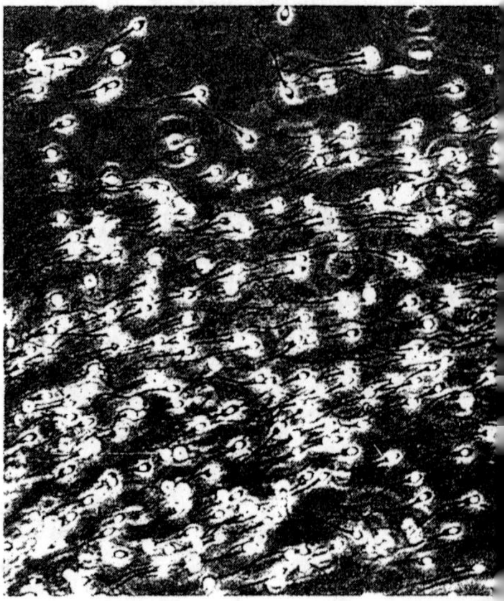

यह सिर्फ एक मिथक है। सच तो यह है कि आदमी चाहे या न चाहे, उन्हें खर्च करे या नहीं, उसकी अंडग्रंथियों में हर दिन बीस करोड़ से अधिक शुक्राणु जरूर बनते हैं। यदि एक बूँद वीर्य बनने में खून की सौ बूँदें खर्च होतीं, तो एक स्थिति शायद यह आ जाती कि उसकी रगों में खून की बजाय या तो पानी या वीर्य ही दौड़ता मिलता।

ऐसा क्यों है कि रात में स्वतः स्वप्न-दोष होने के बाद या हस्तमैथुन की क्रिया के बाद व्यक्ति स्वयं को कमजोर महसूस करता है ?

यह मात्र उन पूर्वग्रहों का नतीजा है, जो शुरू से ही मन में बिठा दिए जाते हैं। इससे मन अनावश्यक ही दुश्चिंता से घिर जाता है, और मन का यह उद्वेलन ही व्यक्ति में 'दुर्बलता' ले आता है।

दुनिया में कई ऐसे समुदाय और समाज हैं जहाँ बहुत पहले से

ही हस्तमैथुन को बुरा नहीं माना जाता। उन लोगों में हस्तमैथुन के बाद कोई कमजोरी की शिकायत नहीं करता।

क्या हस्तमैथुन सचमुच पुंसत्व में कमी नहीं लाता ? कई नीमहकीम तो यहाँ तक कहते हैं कि न सिर्फ इससे मर्दानगी जाती है, बल्कि आदमी अपनी याददाश्त, सोचने-विचारने की शक्ति और कामकाज करने की ताकत भी गँवा देता है।

यह पूरा का पूरा चक्रव्यूह शंकाओं, चिंताओं और तनाव का रचा होता है। आदमी यह जान ले कि सामान्यतया हस्तमैथुन से न तो शारीरिक, न मानसिक स्वास्थ्य में कोई कमी आती है तो उसे बिलकुल कोई परेशानी नहीं होगी।

वैवाहिक जीवन के शुरू के दिनों में यौन-अनुभवहीनता की बेचैनी और उस पर सुनी-सुनाई बातों का मानसिक दबाव कई युवाओं को गहरी परेशानी में डाल देता है। नीमहकीम और कठमुल्ले इस पूरी परिस्थिति का भरपूर लाभ उठाते हैं। दरअसल कोई भी ऐसी परेशानी होने पर आदमी को किसी पढ़े-लिखे समझदार डॉक्टर से राय करनी चाहिए। एक सुयोग्य, समझदार पत्नी भी अपनी व्यवहार-कुशलता, माधुर्य और धैर्य से पूरी स्थिति को सँभाल सकती है। आत्मविश्वास और शांत स्वस्थ मन स्वस्थ यौन-जीवन की पहली जरूरत हैं।

क्या हस्तमैथुन की अति भी शरीर का नुकसान नहीं करती ?

यदि कोई हर समय इसी की बात सोचता रहे, उसकी पढ़ाई-लिखाई और कामकाज का हर्जा होने लगे या वह सामाजिक मर्यादाएँ ही तोड़ दे, तो यह उसके मानसिक स्वास्थ्य के लिए अच्छा नहीं। यौन को अपने ऊपर इस हद तक कभी भी हावी नहीं होने देना चाहिए। किशोर अवस्था की उम्र सबसे नाजुक होती है, उस समय यौन एक नया अनुभव होता है, मन इस ओर आसानी से प्रेरित हो जाता है। अपने पर प्रतिबंध नहीं लगाइए, न ही अपराध-बोध की भावना जगने दीजिए, लेकिन जीवन के सब रंग देखिए : खेलिए-कूदिए, पढ़िए-लिखिए, मित्रों के साथ समय बिताइए।

लेकिन कई माता-पिता तो इस पर बहुत कड़ा रुख रखते हैं !

यह उनकी गलती है। इससे युवा मन में अनावश्यक तनाव पैदा होता है जिससे आगे तरह-तरह की परेशानियाँ उठती हैं।

उन्हें अपने युवा दिन भूल भी गए हों तो यहाँ प्रख्यात अमेरिकी यौन-शास्त्री किंसे और अंग्रेजी की पत्रिका 'आउटलुक' द्वारा किए गए सर्वेक्षणों पर नजर डालेंगे तो बात अपने से स्पष्ट हो जाएगी।

किंसे की रपट 1940-50 के दशक की है जब अमेरिकी समाज इतना उदार नहीं था जितना कि वह आज है और धर्म की दृष्टि से पश्चिमी जगत में भी हस्तमैथुन को उस समय ठीक नहीं समझा जाता था। फिर भी विस्तृत अध्ययन करने पर बानबे प्रतिशत पुरुषों और अट्ठावन प्रतिशत स्त्रियों ने यह कुबूल किया कि उन्होंने अपने जीवन में हस्तमैथुन किया है। मार्टन हंट के 1970 के दशक के अध्ययन और शैरी हाइटी की 1976 में न्यूयॉर्क से प्रकाशित 'द हाइटी रिपोर्ट' में यह गिनती और बढ़ गई। हंट के अनुसार पुरुषों में यह गिनती नब्बे प्रतिशत से अधिक थी और स्त्रियों में अस्सी प्रतिशत। खास चौंका देने वाली जानकारी यह थी कि विवाहित पुरुषों में से भी सत्तर प्रतिशत और विवाहित स्त्रियों में से भी अड़सठ प्रतिशत ने यह स्वीकार किया कि वे हस्तमैथुन द्वारा अपनी यौनेच्छा की पूर्ति करते हैं।

यह तो थी पश्चिम की बात ! भारत में 'आउटलुक' द्वारा कराए गए अध्ययन में बाईस से पचास वर्ष के 1,665 विवाहित पुरुषों और स्त्रियों ने हिस्सा लिया। ये लोग दिल्ली, लखनऊ, मुंबई, अहमदाबाद, कलकत्ता, कोचीन, बेंगलौर और चेन्नई से थे। इनमें से जितनों ने हस्तमैथुन के प्रश्न पर अपना पक्ष रखा, उसके अनुसार तिहत्तर प्रतिशत पुरुषों और तैंतालीस प्रतिशत स्त्रियों ने यह माना कि वे या तो पहले या अभी भी हस्तमैथुन द्वारा यौन-सुख पाते रहे हैं।

जो यौन-व्यवहार इतना आम हो और इतना प्राचीन भी कि दुनिया की अनेक प्राचीन सभ्यताओं में उसके विद्यमान रहने के स्पष्ट प्रमाण हों, उसे गलत कहना अनुचित ही है।

कोई इसमें सुख न पाए और इस से मुक्त रहे, तो यह उसका व्यक्तिगत मामला है, इसमें भी कोई असामान्यता नहीं।

लेकिन विवाह के बाद हस्तमैथुन ! यह भी क्या ठीक है ?

हाँ, क्यों नहीं ! विरह के दिनों में या पति-पत्नी में से किसी एक के रुग्ण होने पर या पति-पत्नी की कामेच्छा एक जैसी न होने पर यह भीतर उमड़-घुमड़ रहे उफान को शांत करने का सहज तरीका है।

क्या पुरुष में स्वप्न-दोष होना सामान्य है ?

हाँ, बिलकुल सामान्य। और, यह न सिर्फ किशोरों में बल्कि वयस्क, मध्यमवय और वृद्ध—हर उम्र के पुरुष में होता है। सच कहूँ तो इसे स्वप्न-दोष की बजाय स्वप्न-मैथुन कहना अधिक उपयुक्त होगा क्योंकि वह कामुक सपनों के कारण होता है। यह एक प्रकार से कामेच्छाओं की निकासी का प्राकृतिक रास्ता है।

मेरे मित्र सुविख्यात यौन विज्ञानी डॉ. प्रकाश कोठारी कहा करते हैं कि यह क्रिया ठीक वैसी है कि एक लबालब भरे पानी के गिलास में यदि और पानी डाला जाए तो लाजिमी है कि पानी छलक कर बाहर गिरने लगेगा। वही स्थिति वीर्य की है। यदि मैथुन या हस्तमैथुन द्वारा इसका निकास नहीं होता, तो यह छलछलाकर स्वप्न-मैथुन के माध्यम से बाहर आ जाता है।

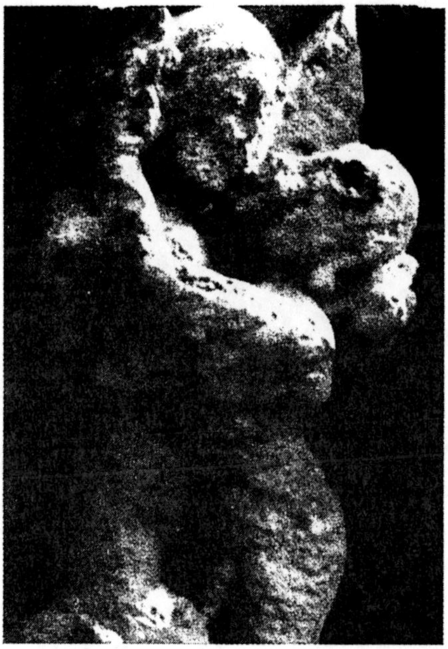

लेकिन हमारे शास्त्रों में तो पच्चीस साल तक की उम्र ब्रह्मचर्य की बताई गई है ?

ठीक ही है, जब तक कोई व्यक्ति इस लायक नहीं होता कि वह अपने दायित्व पूरे कर सके, मन से इतना परिपक्व न हो कि स्त्री-पुरुष आत्मीय संबंध के मायने उसे स्पष्ट हो जाएँ, तब तक उसका अकेला रहना अच्छा है।

क्या स्खलन के तुरंत बाद मूत्र में वीर्य का अंश आना सामान्य है ?

हाँ, वीर्य का कुछ अंश मूत्र-नली में रह जाता है और मूत्र के साथ यही बाद में बाहर आ जाता है।

क्या नसबंदी (वैसेक्टमी) करा लेने से पुंसत्व पर भी कोई बुरा असर पड़ता है ?

नहीं, बिलकुल नहीं। इससे कामेच्छा, अनुभूति या क्रिया पर कोई प्रतिकूल प्रभाव नहीं पड़ता। उलटा गर्भ रुकने का डर खत्म होने से काम-संबंध में नई स्फूर्ति आ जाती है।

स्त्री यौन-प्रणाली

(बाह्य यौनांग, स्तन, भीतरी जननांग)

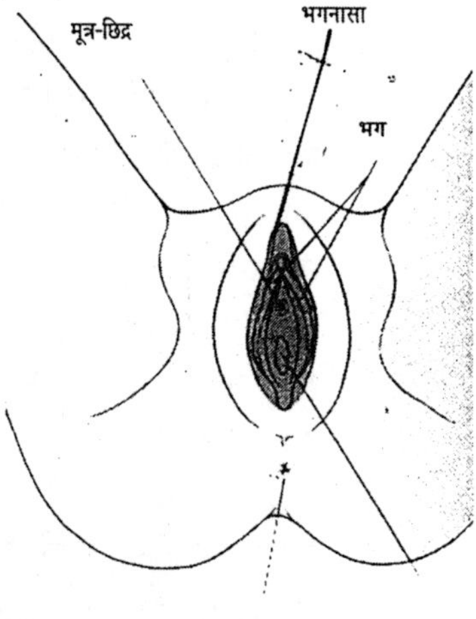

स्त्री यौन-प्रणाली की व्याख्या करते हुए शरीर-विज्ञानियों ने उसे दो उपखंडों में बाँटा है : (1) बाहरी यौन-अंग, जिन्हें कामेंद्रियाँ भी कहा गया है और, (2) भीतरी जननांग।

बाहरी यौन-अंग स्त्री के वे कोमल अंग हैं जो बाहर की ओर स्थित हैं : बड़े और उनकी ओट में अवस्थित छोटे भगोष्ठ (लेबिया मेजरा और माइनरा), भगनासा (क्लाइटोरिस), योनि-छिद्र (वेजाइनल ओरीफिस), कौमार्य में उसे ढकनेवाली झिल्ली योनिच्छद (हाइमन) और बार्थोलीन ग्रंथियाँ। यह समूचा क्षेत्र भग (वल्वा) के नाम से जाना जाता है।

स्तनों की गिनती भी बाह्य यौन-अंगों में होती है। योनि-मार्ग (वेजाइना), गर्भाशय (यूटरस), डिंबवाही नलियाँ (फैलोपियन ट्यूब्स) और डिंबग्रंथियाँ (ओवरीज) स्त्री के भीतरी जननांग हैं और इनके ही मिल-जुलकर कार्य करने से वह संतान का सुख प्राप्त कर पाती है।

बाह्य यौन-अंग

बाह्य यौन-अंगों का सबसे प्रकट उपांग भगोष्ठ है। दाएँ और बाएँ दोनों तरफ के बड़े भगोष्ठ बनावट में होंठ के समान दीखते हैं और भग के समूचे क्षेत्र को ढाँपे रखते हैं। इनमें चर्बी की तह होती है जिससे ये

मोटे दिखाई देते हैं। उनमें यह चर्बी यौवनोदय के साथ आती है और रजोनिवृत्ति तक बनी रहती है। यौवन में पग धरते ही उनकी बाहरी सतह पर और आस-पास के क्षेत्र में बाल भी उग आते हैं। बड़े भगोष्ठों की भीतरी सतह पर बाल नहीं आते और वह बाहरी सतह की तुलना में अधिक मुलायम, नम और गुलाबी होती है।

बड़े भगोष्ठों के भीतर और ठीक नीचे लघु भगोष्ठ होते हैं। अपनी ऊपरी सीमा पर आपस में मिलकर ये भगनासा को ढँकने का काम करते हैं और नीचे की तरफ योनि-छिद्र से और नीचे जाकर एक-दूसरे से मिल जाते हैं। उनकी संवेदनशीलता और स्पर्श-चेतना बहुत प्रबल होती है और कामुक क्षणों में उनके भीतर खून का दौरा आपसे-आप बढ़ जाता है।

भगनासा मूत्र-छिद्र से लगभग एक इंच ऊपर, लघु भगोष्ठों से बने त्वचा के आवरण से ढँकी हुई, मटर के दाने जितनी, उभरी हुई घुंडी है। यह स्त्री में पुरुष-लिंग का पर्याय है और पुरुष-लिंग की ही भाँति स्पंजनुमा कोष्ठों से बनी हुई है। उसमें चेतनाशील नाड़ियों की भरमार होती है, जो उसे चरम संवेदनशील बनाती हैं। कामोत्तेजना के समय भगनासा के कोष्ठों में पुरुष-लिंग के ही समान तेजी से रक्त भर जाता है। और वह सख्त होकर आकार में बड़ी हो जाती है।

योनि-छिद्र योनि का द्वार है। यह मूत्र-छिद्र से नीचे, लघु भगोष्ठों के भीतरीं किनारों के बीचोंबीच बना होता है। इसका व्यास मूत्र-छिद्र से काफी बड़ा होता है। शारीरिक मिलन के समय इसका खुला रहना जरूरी है।

योनि-छिद्र को ढाँपने वाली पतली-सी झिल्ली योनिच्छद है। कन्या के कुँवारी बनी रहने तक सामान्यतया उसमें सिर्फ एक छोटा सा छेद होता है जिससे मासिक स्राव या रज के दर्शन होते हैं। यह छिद्र हर कन्या में शुरू से ही अलग-अलग व्यास का होता है। कुछ में यह सुई की नोक जैसा महीन होता है तो कुछ में नैसर्गिक रूप से ही इतना बड़ा और खुला होता है कि उसमें से दो उँगलियाँ तक गुजर सकती हैं।

दो भगोष्ठों के भीतरी और निचले भाग में बार्थोलीन ग्रंथियाँ स्थित होती हैं। ये व्यास में आधा इंच से भी कुछ छोटी होती हैं। दोनों बार्थोलीन ग्रंथियों से एक-एक इंच लंबी नलिकाएँ निकलती हैं, जो योनि-छिद्र के ठीक पास खुलती हैं। आमतौर से बार्थोलीन ग्रंथियाँ टटोलने से महसूस नहीं

की जा सकतीं। ये तभी पकड़ में आती हैं जब इनमें सूजन होती है।

बार्थोलीन ग्रंथियों का काम सहवास-क्रिया के समय योनि में स्निग्धता पैदा करना है। स्त्री के मन में काम-भावना जाग्रत होते ही ये ग्रंथियाँ योनि-छिद्र के आसपास के क्षेत्र को चिकनाईयुक्त लेसदार पदार्थ से नम कर देती हैं।

क्या प्रथम शारीरिक मिलन बहुत कष्टप्रद होता है ?

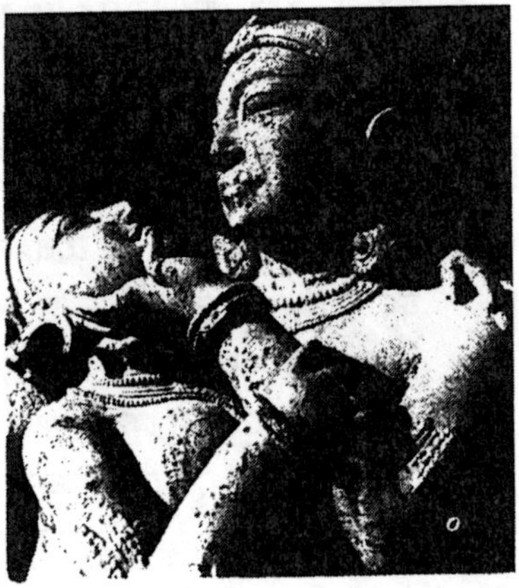

सामान्यतया यदि स्त्री और पुरुष की मन से मिलन की इच्छा हो, दोनों रतिपूर्व-क्रीड़ा में कुछ समय बिताएँ और जल्दबाजी न करें तो यह अनुभव अत्यंत आनंदमय हो सकता है। योनिच्छद के भंग होने पर हलकी सी पीड़ा और हलका रक्त-स्राव हो सकता है, पर प्रेम में मग्न मन इससे बहुत जल्द स्वतंत्र हो जाता है।

प्रायः योनिच्छद का कच्चा घाव एक हफ्ते के भीतर ही भर जाता है, जिससे सहवास निर्बाध और अधिक आनंददायक हो जाता है।

लेकिन इक्का-दुक्का मामलों में योनिच्छद इतना सख्त होता है कि प्रथम सहवास में मिलना ही मुश्किल हो जाता है। ऐसे में स्त्री रोग-विशेषज्ञ की मदद लेनी पड़ सकती है। एक छोटे-से ऑपरेशन द्वारा योनिच्छद में जरा सा चीरा दे दिया जाता है, किसी-किसी मामले में तेज रक्त-स्राव होने पर भी डॉक्टर के पास जाना पड़ सकता है।

क्या योनिच्छद का अभंग होना और मिलने पर हलका रक्त-स्राव होना ही स्त्री के कौमार्य का लक्षण है ?

यह सोच बिलकुल सामंतवादी और गलत है। कई स्त्रियों में योनिच्छद जन्म से अनुपस्थित होता है या खेलकूद-व्यायाम के समय या मासिक स्राव के समय भीतर टैंपॅन लगाते हुए फट जाता है। कुछ युवतियों

में यह इतना इलास्टिक होता है कि विवाह को सालों बीत जाते हैं और प्रसव के समय तक भी योनिच्छद अभंग बना रहता है। कोई चाहे तो यौन-सक्रिय रहने के बाद भी प्लास्टिक सर्जरी करवा कर योनिच्छद को 'कुँवारेपन' की अवस्था में लौटा सकता है।

ऐसे में ये कसौटियाँ बनाकर रखना अनावश्यक ही तनाव पैदा कर देता है। अबोध नववधू वैवाहिक जीवन में पाँव रखते ही बिना कारण संदेह के कठघरे में खड़ी कर दी जाती है।

सहवास में कामसुख मिल पाना कितनी प्रतिशत स्त्रियों को नसीब हो पाता है?

सच कहूँ तो यह गिनती बहुत कम है—30 प्रतिशत या उससे भी कम। लेकिन यौन-विज्ञान में व्यवहार-कुशल दंपति यह जानते हैं कि स्त्री को कामसुख तभी मिलता है जब उसे अतिरिक्त अनुभूति मिले, जिसमें संवेदनशील भगनासा की सहभागिता रहे।

कई स्त्रियाँ तो पूरी उम्र इस सुख से वंचित रह जाती हैं। मन में तरह-तरह के पूर्वग्रह, संस्कार और पुरुष के प्रति स्वस्थ प्रेम-भाव न होने पर भी सुख-प्राप्ति में बाधा आ सकती है।

क्या कोई स्त्री बिना कामसुख पाए भी गर्भधारण कर सकती है ?

हाँ। काश कि प्रकृति उसे कोई ऐसी बचाव-प्रणाली देती कि जब कभी कोई उससे जोर-जबरदस्ती करता, कम से कम वह उसकी संतान धारण करने से बच जाती।

कुछ स्त्रियाँ चाहकर भी सहवास नहीं कर पातीं। ऐसा क्यों ?

ऐसा चंद मामलों में ही होता है कि मांसपेशियों में आप से आप संकुचन आने से योनि-छिद्र इतनी सख्ती से बंद हो जाता है कि सहवास क्रिया संभव नहीं हो पाती। यह स्थिति वेजीनिसमस के नाम से जानी जाती है और इसके पीछे कई मनोवैज्ञानिक कारण हो सकते हैं जैसे कि यह विश्वास कि यौन-क्रिया अपवित्र है। बीते जीवन का कोई बुरा अनुभव, किसी पुरुष द्वारा की गई ज्यादती और सहवास में असहनीय पीड़ा भी यह परेशानी खड़ी कर सकते हैं।

इसका समाधान क्या है ?

मनोवैज्ञानिक काउंसलिंग, जिससे मानसिक बाधा दूर होते ही समस्या अपने आप दूर हो जाती है। कुशल मनोचिकित्सक यह दायित्व बखूबी पूरा कर सकता है। पर जीवन-साथी का भरपूर सहयोग भी बहुत जरूरी होता है।

स्तन

तरुणी में स्तनों का विकास वयःसंधिकाल (प्यूबर्टि) का पहला लक्षण है। यह आठ से तेरह साल की उम्र में शुरू होता है और पाँच चरणों में पूरा होता है : सबसे पहले स्तनाग्र (निपल) और उसके आसपास के घेरे (एरिओला) में खून का दौरा बढ़ता है, फिर इस घेरे का व्यास बढ़ता है और स्तन-कली दीखने लगती है। अगले चरण में दोनों के आकार में वृद्धि होती है। चौथे चरण में स्तनाग्र तथा उसके आसपास का घेरा अधिक उन्नत होकर स्तन से ऊपर उठ जाता है और अंतिम चरण में स्तन के आकार में वृद्धि होती है जिससे स्तनाग्र के आसपास का घेरा फिर से स्तन के उठान पर आ जाता है और सिर्फ स्तनाग्र ही आगे की तरफ उठा रह जाता है।

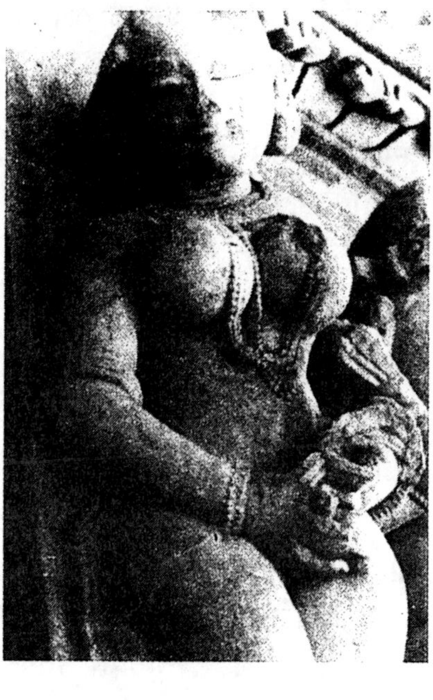

स्तन खास किस्म के ग्रंथीय ऊतक (ग्लैंडयूलर टिशू) और चर्बी से बने होते हैं। उनमें कोई मांसपेशी नहीं होती।

माँ बनने पर उनके रूप, रंग और आकार में प्राकृतिक रूप से परिवर्तन आता है–उनका आकार फैल जाता

है और दोनों स्तनाग्र तथा उनके इर्द-गिर्द बने घेरों का रंग गहरा हो जाता है। यह बदलाव हॉर्मोनल होता है और इसका शिशु को स्तनपान कराने या न कराने से कोई वास्ता नहीं होता।

सबसे आम सवाल स्तनों के आकार को लेकर पूछे जाते हैं। कोई उन्हें उन्नत बनाने की युक्तियाँ तलाशता रहता है, कोई छोटा करने के उपाय।

क्या स्तनों का आकार बढ़ाने के लिए कोई दवा, तेल या क्रीम है ?

नहीं, किसी भी तरह की मालिश स्तनों का आकार नहीं बढ़ा सकती। लेकिन कुछ स्त्रियों में गर्भनिरोधक गोलियों के लेने से थोड़ी वृद्धि आ जाती है। यह वृद्धि भी इतनी नहीं होती कि मात्र इस प्रभाव के लिए गर्भनिरोधक गोलियाँ ली जाएँ।

क्या किसी व्यायाम से कुछ फर्क पड़ सकता है ?

सीधे तौर पर तो नहीं क्योंकि स्तन में मांसपेशी नाममात्र को भी नहीं होती, लेकिन स्तनों के ठीक नीचे अवस्थित छाती की मांसपेशी के चुस्त हो जाने से कुछ लाभ जरूर मिलता है।

क्या छोटे स्तन होने से सामान्य यौन-सुख में कोई परेशानी आती है ?

बिलकुल नहीं, हालाँकि बहुत-सी किशोरियाँ और युवतियाँ, इसे एक बड़ी समस्या मानकर बहुत परेशान रहती हैं। यह किसी के वश की बात नहीं, अपने-अपने शरीर का गठन है।

यदि इससे सुंदरता में कमी मालूम होती हो, तो गद्देदार ब्रा पहनकर इसे आसानी से छिपाया जा सकता है।

यौन-सुख स्तन स्पर्श से मिलता है, उसका स्तन के आकार से कोई वास्ता नहीं होता।

तो क्या स्तन का आकार बढ़ाने का कोई उपाय नहीं ?

कॉस्मेटिक सर्जरी कराई जा सकती है, लेकिन इसकी जरूरत सिर्फ उन्हें है जो सेक्ससिंबल, सिने-एक्ट्रेस या एड-मॉडल बनना चाहती

हैं। सामान्य रूप से ऑपरेशन के चक्कर में पड़ना फिजूल है।

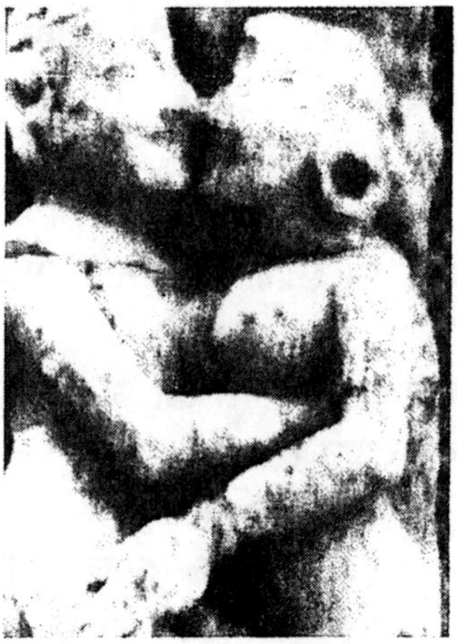

स्तनों के आकार में असमानता हो तो उसे दूर करने का क्या उपाय है ?

जरा सी असमानता हो, तो उससे विचलित नहीं होना चाहिए। लेकिन बहुत अंतर हो, तो कॉस्मेटिक सर्जरी से उसे दूर किया जा सकता है।

अधिक बड़े स्तनों को छोटा करने की भी कोई युक्ति है क्या ?

हाँ, कॉस्मेटिक सर्जरी में रिडक्शन मैमोप्लास्टी से यह परिवर्तन किया जा सकता है। पर यह एक जटिल ऑपरेशन है, जिसे बहुत जरूरी होने पर कराना चाहिए।

क्या माँ बनने पर शिशु को स्तनपान कराने से बाद में स्तन ढीले पड़ जाते हैं ?

यह एक आम भ्रांति है, जिसके चक्कर में बिलकुल नहीं पड़ना चाहिए। हाँ, स्तनों की सँभाल के लिए यह जरूरी है कि ठीक नाप का ब्रा जरूर पहना जाए।

क्या स्तनों पर इक्का-दुक्का बालों का उग आना किसी हॉर्मोनल असंतुलन की निशानी है ?

नहीं, फिर भी कोई चाहे तो इलेक्ट्रोलिसिस विधि की सहायता से उनसे मुक्ति पा सकता है।

क्या स्तनों, जाँघों और नितंबों पर सफेद धारियाँ होना यह संकेत करता है कि स्त्री पहले माँ बन चुकी है ?

बिलकुल नहीं। ये धारियाँ सिर्फ चर्बी बढ़ने से त्वचा में पैदा हुए खिंचाव को प्रकट करती हैं। तरुणियों में, मुटापे में और गर्भवती होने पर इनका हो जाना आम बात है।

क्या स्तन-स्पर्श से स्त्री को यौन-सुख न मिलना किसी प्रकार की असामान्यता का लक्षण है ?

नहीं, कई स्त्रियाँ इसमें कोई सुख नहीं पातीं। इसके विपरीत इक्का-दुक्का मामले ऐसे भी होते हैं जिनमें मात्र इससे स्त्री चरमसुख (ऑर्गेज़्म) पा लेती है।

भीतरी जननांग

योनि भगमुख से गर्भाशय तक फैली एक गुफा है। उसका नीचे का हिस्सा संकीर्ण और ऊपर की तरफ जानेवाला हिस्सा फैला हुआ होता है। उसकी कुल लंबाई साढ़े तीन-चार इंच की होती है। शारीरिक लंबाई का इस पर कोई प्रभाव नहीं पड़ता।

प्रथम प्रसव के पहले योनि की दीवारों में कुदरतन कई आड़े-तिरछे बट मौजूद होते हैं। ये सहवास के समय योनि के फैलने पर भी दीवारों में कसावट बनाए रखते हैं। इन बटों के खुलने से ही योनि प्रसव के समय फैल पाती है। योनि की दीवारों का लचीलापन कितना आश्चर्यजनक है ! शिशु के जन्म के समय पूरी तरह फैलने के बाद वे तुरंत सिकुड़कर अपने पूर्व आकार में लौट आती हैं।

योनि की भीतरी सतह बहुत कोमल और गुलाबी रंग की होती है। गौरतलब है कि योनि के किसी भी हिस्से में कहीं कोई ग्रंथि नहीं खुलती। नतीजतन किसी भी स्वस्थ स्त्री की योनि में स्राव की मात्रा सामान्यतया थोड़ी ही होती है। यह स्राव गर्भाशय के मुँह से आई श्लेष्मा और योनि की सतह से टूटी कोशिकाओं से बनता है। देखने में यह किसी जमे हुए पदार्थ की तरह नजर आता है और इसका रंग सफेद होता है।

लैक्टिक एसिड की मौजूदगी इसे अम्लीय बनाए रखती है, जिससे योनि में रोगाणु आसानी से पैठ नहीं कर पाते।

गर्भाशय नाशपाती के आकार का अंग है। यह लगभग साढ़े-तीन इंच लंबा, ढाई इंच चौड़ा और डेढ़ इंच मोटा होता है। बनावट और कामकाज के हिसाब से यह दो हिस्सों में बँटा है—गर्भाशय-ग्रीवा (सरविक्स) और गर्भाशय-शरीर (बॉडी ऑफ द यूटरस)। गर्भाशय-ग्रीवा, गर्भाशय का निचला सँकरा भाग है जो योनि के ऊपरी और पिछले भाग में खुलता है। उसका भीतरी हिस्सा खोखला होता है और उसमें एक सँकरी सुरंग बनी होती है। यह ऊपर की तरफ फैलकर गर्भाशय-शरीर की गुहा में तबदील हो जाती है।

गर्भाशय-शरीर श्रोणिगुहा (पेल्विस) के बीचोबीच स्थित होता है और सामान्यतया आगे की तरफ झुका रहता है। उसके आगे मूत्राशय और पीछे की तरफ आँतें होती हैं।

गर्भाशय की अंदरूनी सतह खास किस्म के ऊतक से बनी होती है, जिसकी मोटाई मासिक-चक्र के दिनों के हिसाब से नित्य बदलती रहती

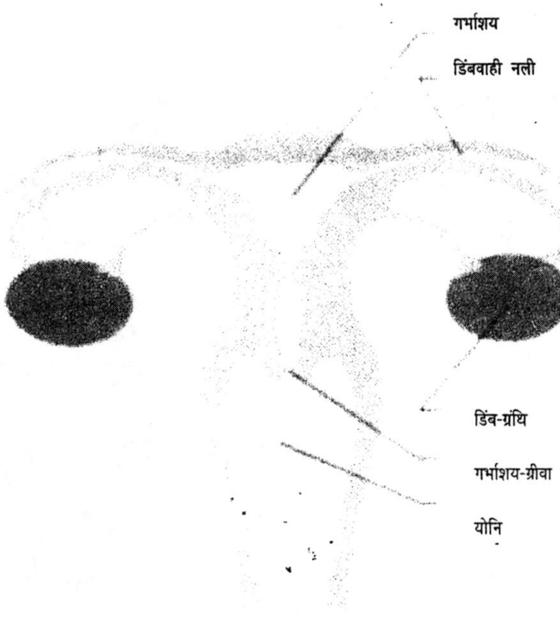

है। इसका नियंत्रण शरीर में बननेवाले सेक्स हॉर्मोन करते हैं।

लगभग हर अट्ठाइस दिन बाद मासिक-चक्र पूरा होने पर गर्भाशय की अंदरूनी सतह नष्ट होकर गिरने लगती है। यह रक्त-मिश्रित उतरन ही मासिक-स्राव के रूप में दृष्टिगत होती है। साधारणतया यह मासिक-स्राव तीन से पाँच दिनों तक जारी रहता है और इसकी कुल मात्रा पचास मिलीलीटर से 200 मिलीलीटर तक होती है। इसमें गर्भाशय की ऊतकीय उतरन और खून मिला रहता है।

डिंबवाही नलियाँ गर्भाशय के ऊपरी भाग के कोनों से शुरू होती हैं। उनका व्यास एक-तिहाई इंच से भी कम और लंबाई तकरीबन चार इंच होती है। ये नलियाँ भीतर ही भीतर गर्भाशय की गुहा से जुड़ी रहती हैं, लेकिन इनका बाहरी सिरा बिलकुल स्वतंत्र होता है और यह श्रोणिगुहा में डिंब-ग्रंथि के पास खुलता है। पका हुआ डिंब इसी छोर से उसमें प्रवेश पाता है और फिर अपनी यात्रा जारी रखता है

डिंब-ग्रंथि आकार और नाप में बादाम जैसी होती है। सामान्यतया यह श्रोणिगुहा में ही रहती है—एक गर्भाशय की दाईं तरफ और दूसरी गर्भाशय की बाईं तरफ। प्रत्येक डिंब-ग्रंथि में अपरिपक्व डिंबों की तादाद कई हजार होती है। नवजात बच्ची में यह तादाद दो लाख से सात लाख तक नापी गई है, लेकिन उम्र बढ़ने के साथ-साथ यह स्वतः कम होती जाती है। यौवनोदय के बाद इन्हीं में से एक या अधिक डिंब हर माह पककर तैयार होता है और मासिक-चक्र के मध्य में डिंब-ग्रंथि से छूटकर डिंबवाही नली में पहुँच जाता है। वहाँ उसका मिलन यदि पुरुष-शुक्राणुओं से हो जाए, तो कोई एक शुक्राणु उसको बेधकर उसमें नए जीवन का अंकुर बो देता है। यह संसेचित डिंब सरकता हुआ अगले पाँच से आठ दिनों में गर्भाशय में पहुँच जाता है और उसकी दीवार से चिपक कर अपना नीड़ बनाता

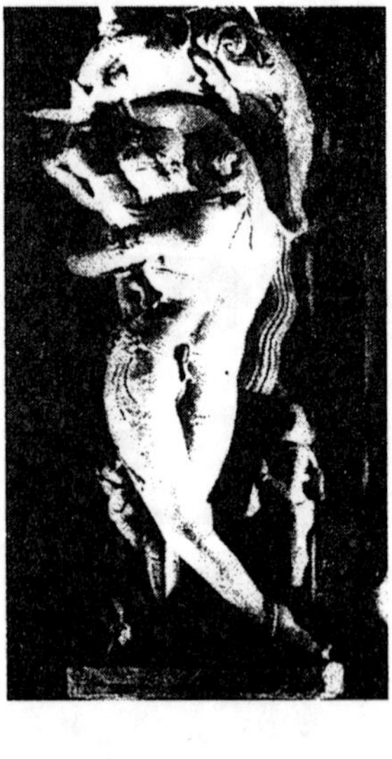

है तथा बढ़ने लगता है। यही बढ़ते-बढ़ते लगभग 280 दिनों में शिशु का रूप ले लेता है। हर बच्चा इसी तरह जन्म पाता है।

यौवनोदय से लेकर रजोनिवृत्ति तक प्रत्येक स्वस्थ स्त्री का शरीर हर माह नए जीवन का अंकुर बोने की पूरी तैयारी करता है। इससे साफ पता चलता है कि कुदरत ने संतान को कितनी महत्ता दी है। कोई इसे कुदरत का अपव्यय भी कह सकता है।

कामोत्तेजक विचारों के मन में आने पर योनि का गीला हो जाना क्या किसी कामरोग का लक्षण है ?

यह एक सामान्य प्रक्रिया है। मस्तिष्क में स्थित सेक्स केंद्र उत्तेजित होने पर मेरुरज्जु और संवेदी तंत्रिकाओं से पहुँचे सिगनल से श्रोणि क्षेत्र के अंगों में खून का दौरा बढ़ जाता है, जिससे योनि-मार्ग लबलबा और तरल हो उठता है। दरअसल यह प्रकृति द्वारा संभोग क्रिया को कष्टरहित बनाने का सरल उपाय है।

यह स्निग्धता न उत्पन्न हो तो सूखापन सहवास क्रिया को कष्टदायक बना देता है। कुछ स्त्रियों में शारीरिक या मनोवैज्ञानिक कारणों से ऐसी स्थिति हो जाती है। इसमें डॉक्टर से राय लेना ठीक रहता है।

वैवाहिक जीवन में मधुरता बनाए रखने के लिए पति-पत्नी को किस अंतराल पर समागम करना चाहिए ?

यह एक व्यक्तिगत मामला है। इसे किसी गणित में नहीं बाँधा जा सकता। पति-पत्नी जितनी बार चाहें यह सुख प्राप्त कर सकते हैं। महत्त्वपूर्ण यह है कि दोनों की रजामंदी हो और आनंद की प्राप्ति हो।

सहवास क्रिया के तुरंत बाद योनि से वीर्य का बाहर आना क्या किसी आंतरिक विकार का लक्षण है ? ऐसे में क्या स्त्री कभी गर्भवती हो पाती है ?

योनि से वीर्य का कुछ ही अंश बाहर आता है, शुक्राणु तो स्खलित होते ही गर्भाशय की ओर भीतर दौड़ पड़ते हैं। उनकी गति इतनी द्रुत होती है कि लगता है कि ये (शुक्राणु) किसी स्पर्धा में भाग ले रहे हैं।

यदि सहवास के एक वर्ष बाद तक भी लगातार प्रयास के बावजूद

कोई स्त्री गर्भवती न हो, तो स्त्री-पुरुष दोनों को समस्या के निराकरण के लिए या तो किसी स्त्री रोग-विशेषज्ञ या इनफर्टिलिटी विशेषज्ञ से सलाह लेनी चाहिए।

वीर्य-अंश के योनि से बाहर आने से, यदि अन्य परिस्थितियाँ गर्भधारण के अनुकूल हैं, तो गर्भवती होने में कोई बाधा नहीं आती।

क्या गर्भधारण के बाद भी सहवास किया जा सकता है ?

सामान्य स्थितियों में इस पर कोई रोकटोक नहीं होती। हाँ, आखिरी तीन महीनों में गर्भ के आकार के कारण सहवास क्रिया का आसन बदलना पड़ता है।

जिन स्त्रियों को पहले तीन महीनों में गर्भ गिरने की परेशानी हो चुकी होती है, उन्हें शुरू के तीन महीनों में प्रायः सहवास न करने की सलाह दी जाती है। इसे मानने में ही भलाई है।

बच्चे को जन्म देने के कितने दिनों बाद स्त्री दुबारा से यौन-सक्रिय हो सकती है ?

यदि सब कुछ ठीक-ठाक हो, तो तीन से चार हफ्ते बाद स्थितियाँ इसके लायक हो जाती हैं।

समय के साथ योनि के खुल जाने पर भी यौन सुख पहले-सा नहीं रहता। क्या कोई युक्ति है जिससे इसमें सुधार लाया जा सकता हो ?

बार-बार प्रसूति से गुजरने के बाद योनि की मांसपेशियाँ पहले की तरह कसी हुई नहीं रहतीं। इससे सहवास का सुख घट जाता है : न पुरुष को पूरी अनुभूति मिलती है, न स्त्री को।

लेकिन एक सरल व्यायाम द्वारा योनि की मांसपेशियों को फिर से चुस्त बनाया जा सकता है। इसे करने की विधि इस प्रकार है :

श्रोणि की मांसपेशियों को उसी प्रकार सिकोड़ें जैसे मूत्र-त्याग की क्रिया को रोकना हो, और दस तक गिनने के बाद मांसपेशियों को ढीला छोड़ दें। फिर दस तक गिनें। अब यही व्यायाम फिर से दुहराएँ। पहले दिन बारह बार और बढ़ाते-बढ़ाते सुबह-शाम

चौबीस-चौबीस बार इसे करने का नियम बना लें। इससे योनि की मांसपेशियाँ फिर से कस जाएँगी और यौन-संसर्ग का सुख दुगुना हो जाएगा।

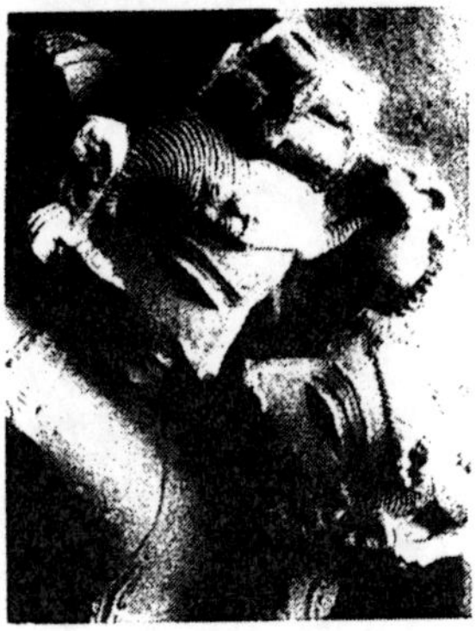

यह व्यायाम कीगल की 'पेल्विक फ्लोर एक्सरसाइज' के नाम से प्रचलित है। इससे यौवन में ताजगी रहने के साथ-साथ गर्भाशय के नीचे की ओर खिसक आने की प्रवृत्ति पर भी रोक लग जाती है।

क्या रजोनिवृत्ति के बाद यौन से संन्यास ले लेना चाहिए ?

यह एक व्यक्तिगत मामला है। चिकित्सकीय दृष्टि से इस प्रकार के प्रतिबंध की कोई जरूरत नहीं। कई स्त्रियों में इस उम्र में आकर कामेच्छा बढ़ जाती है। यह एक सामान्य घटना है : एक तो अब गर्भवती होने का कोई डर नहीं रहता जिससे संबंधों में तत्परता आ जाती है, दूसरा शरीर में हो रहे हॉरमोनल परिवर्तन भी कामेच्छा को बढ़ा सकते हैं।

गर्भाशय निकलवाने का ऑपरेशन हो जाने से यौन-जीवन पर क्या प्रभाव पड़ता है ?

कामेच्छा, कामसुख में इससे किसी प्रकार का विघ्न नहीं पड़ता। योनि की कुल लंबाई या तो बिलकुल पहले की तरह बनी रहती है या उसमें उन्नीस-बीस का ही अंतर आता है जो महसूस नहीं होता।

परिशिष्ट

डॉक्टरी पर्चे के संकेत जानिए

दवा का पर्चा लिखते समय डॉक्टर कई तरह के शब्द-संक्षेप इस्तेमाल में लाते हैं। उन्हें समझना कई बार उलझन का विषय बन जाता है। डॉक्टर के क्लीनिक से बाहर निकलते ही उनके मायने गड्डमड्ड हो जाते हैं। ऐसी सूरत में यहाँ दी गई जानकारी बहुत उपयोगी सिद्ध हो सकती है।

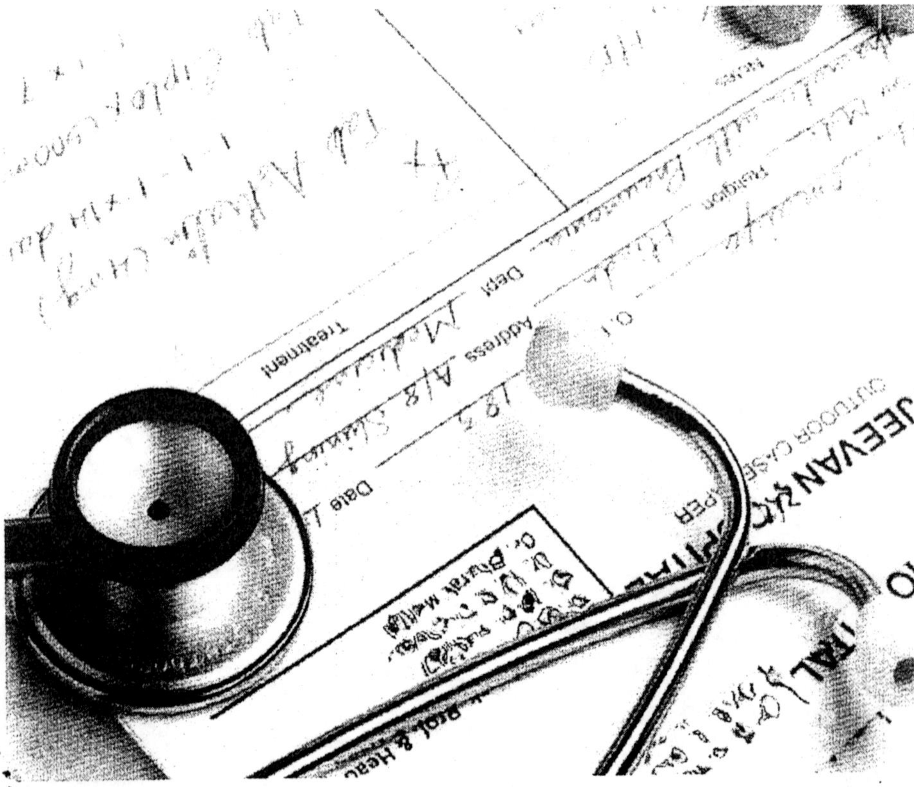

शब्द-संक्षेप	पूर्ण रूप (अंग्रेजी या लेटिन में)	मायने
a.c.	ante cibum	भोजन-पूर्व
a.d.	alternate day	एक-एक दिन छोड़कर
amp.	ampoule	दवा का एम्प्यूल
b.d.	bis in die	दिन में दो बार (बारह-बारह घंटे से)
caps.	capsule	कैप्सूल
h.s.	hora somni	रात में सोने से पहले
i.m.	intramuscular	मांसपेशी में लगने वाला टीका
I.U.	International unit	इंटरनेशनल यूनिट
i.v.	intravenous	नस में लगने वाला टीका
lin.	liniment	लेप
mist.	mixture	मिश्रण
o.d.	omni die	दिन में एक बार
o.m.	omni mane	हर दिन सुबह
o.n.	omni nocte	हर दिन रात्रि के समय
p.c.	post cibum	भोजन के बाद
p.r.n.	pro re nata	जरूरत के मुताबिक
q.d.s.	quarter in die sumandus	दिन में चार बार (छह-छह घंटे से)
s.c.	subcutaneous	त्वचा के ठीक नीचे
s.o.s.	si opus sit	जरूरत पड़ने पर
stat	statim	तत्काल
syr.	syrup	शरबत
tab.	tablet	गोली
t.d.s.	ter in die sumendus	दिन में तीन बार (आठ-आठ घंटे से)
t.s.f.	teaspoon full (5ml)	एक पूरा चम्मच (5ml)
ung. (oint)	ointment	मलहम

दवाएँ : कैसे लें, कितनी लें

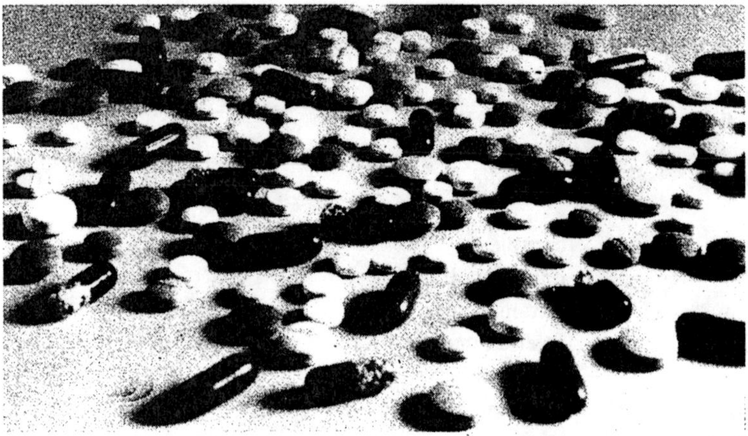

डॉक्टर से दवा का पर्चा लेते समय यह जरूर जान लेना चाहिए कि दवा कितनी मात्रा में लेनी है, दिन के किस-किस पहर में लेनी है और उसके साथ क्या-क्या सावधानियाँ जरूरी हैं। हर दवा की कुछ विशेषताएँ होती हैं, जिनके आधार पर यह सुनिश्चित किया जाता है कि उसे कैसे-कब लिया जाना है। कुछ तुनकमिजाज दवाओं के साथ यह सीमा भी होती है कि उनके साथ कुछ खास खाने-पीने की चीजें और दवाएँ नहीं ली जा सकतीं। इसी तरह कुछ दवाएँ शरीर में किसी एक या अधिक पोषक तत्त्व की कमी पैदा करने की आदी होती हैं, जिसके बारे में पहले से ज्ञान होने पर उस विटामिन या खनिज-विशेष की भरपाई की जा सकती है।

दवाओं के साथ मनमानी करना, लापरवाही बरतना और अपनी मर्जी से या किसी नीमहकीम के कहे में आकर आजमाइश करते फिरना खतरे से खाली नहीं है। इससे जान भी जा सकती है।

यह कतई जरूरी नहीं कि एक-से दिखनेवाले दो मामलों में एक जैसी दवाएँ काम आएँ। एक तो दोनों मरीजों का रोग अलग-अलग हो सकता है, दूसरा दवा का चयन करते समय डॉक्टर व्यक्ति-विशेष की सभी आवश्यकताओं को ध्यान में रखता है। लिहाजा कभी भी किसी ऐसे मित्र के कहे में आकर दवा नहीं लेनी चाहिए जो अपने तजुर्बे की दुहाई देता है। उसकी 'नेक' सलाह आपको मुश्किल में डाल सकती है। अनपढ़ नीमहकीमों से इलाज कराना तो और भी अधिक खतरनाक होता है। डॉक्टर का चयन हमेशा सोच-समझकर ही करना चाहिए।

कुछ नियम सभी दवाओं पर लागू होते हैं। दवा लेते वक्त उन पर ध्यान देना जरूरी है। ये नियम इस प्रकार हैं :

- दवा सादे पानी के साथ ली जानी चाहिए। जूस, चाय, कॉफी और कोल्ड ड्रिंक के साथ दवा लेना ठीक नहीं। दूध के साथ भी नहीं, जब तक कि डॉक्टर ही इस बात की सलाह न दे। पेय पदार्थ आमाशय में दवा के जज्ब होने में बाधा खड़ी कर सकते हैं। इससे दवा अपना असर नहीं दिखा पाती।
- बहुत-सी अंग्रेजी दवाएँ ऐसी हैं, जिन्हें लेने के दौरान शराब से परहेज करना जरूरी होता है। दवा लेने के साथ शराब पीना जारी रखने पर या तो उन दवाओं का असर कम-ज्यादा हो जाता है या वे शराब के साथ मिलकर प्रतिक्रिया पैदा कर सकती हैं। कुछ स्थितियों में इससे जान जोखिम में पड़ जाती है। अतएव समझदारी इसी में है कि जब कोई दवा ले रहे हों तो डॉक्टर से पूछे बगैर शराब का इस्तेमाल बिलकुल न करें।
- दवा के साथ डॉक्टर कोई परहेज बताए तो उस पर अमल करें। किसी के कहने में आकर इसमें ढील हरगिज न बरतें।
- दवा के साथ कोई खास विटामिन या पोषक तत्त्व लेने के लिए यदि डॉक्टर सलाह दे तो इस पर ध्यान दें। कुछ दवाएँ शरीर में कमजोरी ला सकती हैं।
- किसी भी दवा की खुराक अपनी मर्जी से न बदलें। कोई भी दवा न तो बहुत गर्म न ठंडी तासीर की होती है कि उसकी

खुराक इस कारण से बदली जाए। यों भी हर दवा की अपनी प्रभाव-क्षमता होती है जिसके आधार पर ही उसकी खुराक तय की जाती है। यदि कोई शुबहा है, तो डॉक्टर से बात करें। अपने आप दवा की मात्रा न घटाएँ, इससे दवा अपना असर नहीं दिखा पाती।

- किसी दवा का कोई गलत असर दिखाई दे, तो तुरंत डॉक्टर से सलाह लें। जिस डॉक्टर ने पर्चा लिखा है उसके न मिलने पर किसी दूसरे डॉक्टर से संपर्क करें। देर करना ठीक नहीं। जब तक डॉक्टर से बात न हो जाए, तब तक दवा दुबारा न लें।
- जिस दवा से एक बार भी कोई तकलीफ हुई हो, उसकी जानकारी अपने डॉक्टर को जरूर दे दें।
- यह सोच गलत है कि आयुर्विज्ञान में हर रोग की 'पेटेंट' दवाएँ होती हैं, जिन्हें याद कर लेने से डॉक्टर की फीस से बचा जा सकता है। बीमारी का सही निदान एक अनुभवी डॉक्टर ही कर सकता है और वही ठीक दवा बता सकता है।
- कुछ दवाओं के साथ विशेष सावधानियों की जरूरत पड़ती है। इसके बारे में डॉक्टर पहले से ही आगाह कर देते हैं। मसलन एविल की गोली लेने के बाद गाड़ी चलाना, खाली पेट एस्प्रिन लेना, ऐंटिबायटिक दवाएँ बीच में छोड़ देना खतरे से खाली नहीं है। ऐसे खतरों से बचने की एकमात्र युक्ति डॉक्टर द्वारा बताई गई सावधानियों को ठीक से अमल में लाना है।

कौन-सा विशेषज्ञ कब काम आए

क्या आप जानते हैं कि ऑप्थेल्मोलॉजिस्ट, ऑप्टोमीट्रिस्ट और ऑप्टीशियन के बीच क्या फर्क होता है ?

या साइकियाट्रिस्ट और साइकॉलॅजिस्ट का भेद क्या है ?

या नेफरोलॅजिस्ट और यूरोलॅजिस्ट एक-दूसरे के पर्याय नहीं !

आयुर्विज्ञान में आज इतनी विविध शाखाएँ हो गई हैं कि कई बार यह तय कर पाना मुश्किल हो जाता है कि किस तकलीफ के लिए किस विशेषज्ञ का द्वार खटखटाया जाए। तरह-तरह के गलत-सलत विज्ञापन इस मुद्दे को और पेचीदा और मुश्किल बना देते हैं।

एक समझदार फैमिली डॉक्टर यह मुश्किल आसानी से हल कर सकता है। फिर भी कुछ मूल जानकारी होना हर किसी के लिए जरूरी है। हम जिस डॉक्टर के पास जाएँ, उसके बारे में कम से कम इतना तो जानें ही कि वह किस विषय का ज्ञाता है।

शुरुआत जी.पी. से ही करते हैं। जी.पी. यानी जनरल प्रैक्टिशनर, जो छोटे-मोटे हर किस्म के मर्ज का इलाज करता है। इसके लिए उसका कम से कम मेडिकल ग्रेजुएट (एम.बी.बी.एस.) होना जरूरी है। ध्यान रहे कि इस देश में कई नीम-हकीम भी अपने को जनरल प्रैक्टिशनर लिखने से बाज नहीं आते। पेचीदा मामलों में जी.पी. ही इलाज के लिए विशेषज्ञ के पास भेजता है।

अलग-अलग विशेषज्ञ अपने-अपने विषय के ज्ञाता होते हैं। उनकी निपुणता उनके प्रशिक्षण और अनुभव पर आधारित होती है। मेडिकल ग्रेजुएशन के बाद उन्होंने किसी एक खास चिकित्सा-शाखा में अध्ययन किया होता है और अनुभव हासिल किया होता है।

उनकी दक्षता किस विषय में है, इसे व्यक्त करने के लिए अलग-अलग शब्दावली काम में लाई जाती है :

एनेस्थीसियॉलॅजिस्ट : या कहें एनेस्थीसिया देने वाला डॉक्टर। ऑपरेशन के समय यह न सिर्फ रोगी को संवेदनाहारी देता है बल्कि उसके जीवन की पूरी देखभाल करता है। ऑपरेशन से पहले यह रोगी की पूरी जाँच-पड़ताल कर यह भी सुनिश्चित करता है कि रोगी ऑपरेशन कराने लायक तो है। ऑपरेशन के बाद भी वही रोगी की हालत पर निगरानी रखता है।

गंभीर रूप से बीमार रोगी की गहन चिकित्सा-कक्ष में देखरेख का दायित्व भी उसी पर होता है।

कार्डियॉलॅजिस्ट : हृदय रोग-विशेषज्ञ। यानी दिल की बीमारी में मरीज की देखरेख और इलाज करने वाला डॉक्टर।

कार्डियो-थोरेसिक सर्जन : दिल, धमनियों और छाती के ऑपरेशन करने वाला शल्य-चिकित्सक। चाहे बायपास सर्जरी हो, दिल या धमनियों का पैदाइशी विकार हो या दिल के वाल्व की खराबी, ऑपरेशन करने की जिम्मेवारी इसी विशेषज्ञ की होती है।

चेस्ट फिजिशियन : फेफड़ों और पूरी श्वसन-प्रणाली की बीमारियों का चिकित्सक।

डर्मेटॉलॅजिस्ट : त्वचा के रोगों का डॉक्टर। यौन-रोगों का इलाज भी यही करता है।

एंडोक्राइनॉलॅजिस्ट : शरीर की हॉर्मोनल प्रणाली के विकारों का इलाज करने वाला विशेषज्ञ। डायबिटीज, थायरॉयड ग्रंथि, पीयूष ग्रंथि, एड्रिनल ग्रंथि के विकारों का इलाज यही विशेषज्ञ करता है।

गैस्ट्रो-एंटरॉलॅजिस्ट : शरीर की पाचक-प्रणाली के अंगों का इलाज यह विशेषज्ञ करता है।

गाइनीकॉलॅजिस्ट : महिला रोग-विशेषज्ञ, जो स्त्री-जनन-अंगों के रोगों का इलाज करता है। यही **ऑबस्टेट्रिशियन** की जिम्मेदारी भी पूरी करता है और जच्चा की पूरी देखरेख करता है।

नेफरॉलॅजिस्ट : गुर्दे की बीमारियों का इलाज करने वाला विशेषज्ञ। गुर्दे काम करना बंद कर दें तो डायलिसिस से यही मरीज के खून को साफ करता है।

न्यूरॉलॅजिस्ट : मस्तिष्क, मेरुदंड और तंत्रिकीय रोगों का विशेषज्ञ।

न्यूरो सर्जन : मस्तिष्क, मेरुदंड और तंत्रिकीय तंत्र के रोगों और चोटों की शल्य-चिकित्सा करने वाला सर्जन।

ऑप्थेल्मॉलॅजिस्ट : नेत्र रोग-विशेषज्ञ जो आँखों की बीमारियों में दवा और सर्जरी से इलाज करता है।

ओटो-लैरिंगो-राइनॉलॅजिस्ट : कान-नाक-गले का चिकित्सक, या कहें ई.एन.टी. सर्जन।

ऑर्थोपीडिक सर्जन : हड्डियों और जोड़ों की गलन, टूट-फूट, विकृतियों और रोगों की चिकित्सा और शल्य-चिकित्सा करने में निपुण होता है।

रेडियॉलॅजिस्ट : विशेषज्ञ डॉक्टर जिसकी निपुणता एक्स-रे, दवा के साथ की गई विशेष एक्स-रे जाँच, अल्ट्रासाउंड, सी.टी. स्कैन और एम. आर. आई. द्वारा रोग का सही निदान करने में होती है।

रेडियोग्राफर : टेक्नीशियन जो एक्स-रे लेता है।

ऑन्कॉलॅजिस्ट : ट्यूमर और कैंसर चिकित्सा में विशेषज्ञ डॉक्टर। रेडियोथैरेपिस्ट विकिरण से और ऑन्कोसर्जन ऑपरेशन से कैंसर का इलाज करते हैं।

पीडियट्रिशियन : बच्चों का इलाज करने वाला विशेषज्ञ।

पीडियट्रिक सर्जन : बच्चों की सर्जरी करने वाला विशेषज्ञ।

प्लास्टिक सर्जन : जले हुए रोगियों की चिकित्सा और किसी बाह्य अंग की रचना में सुधार और पुनर्रचना करने वाला शल्य-विशेषज्ञ। कॉस्मेटिक (सौंदर्यवर्धन) सर्जरी इसी की उप-शाखा है।

पैथॉलॅजिस्ट : ऊतकीय अध्ययन और मरीज के शरीर से लिए गए द्रव, कोशिकाओं, ऊतकों और स्राव की विधिवत् जाँच कर रोग के निदान तक ले जाने वाला विशेषज्ञ चिकित्सक।

साइकियाट्रिस्ट : मन के रोगों की चिकित्सा करने वाला विशेषज्ञ।

साइकॉलॅजिस्ट : मनोवैज्ञानिक, जो मन को काउंसलिंग से टटोल कर मानसिक और भावनात्मक समस्याओं का समाधान सुझाता है।

सर्जन : शल्य विशेषज्ञ, जो ऑपरेशन द्वारा रोगी का उपचार करने में दक्ष होता है। कई उप-शाखाएँ बन जाने के कारण अब सर्जन भी अलग-अलग क्षेत्र में पारंगतता हासिल करने लगे हैं। फिर भी एक कुशल जनरल सर्जन लगभग हर किस्म की सर्जरी कर सकता है।

यूरॉलॅजिस्ट : गुर्दे और मूत्रीय प्रणाली के अंगों का शल्य-विशेषज्ञ। पुरुष जनन-अंगों से जुड़ी समस्याओं का निदान भी यही करता है।

साधारण लेबोरेटरी टेस्ट और उनकी सामान्य सीमाएँ

शरीर के भीतर की रामकहानी जानने के लिए और अलग-अलग अंगों की तंदुरुस्ती आँकने के लिए डॉक्टर कई तरह के लेबोरेटरी टेस्ट की मदद लेते हैं। उनके परिणाम देखकर कई तरह के रोग पहचाने जा सकते हैं, यह जाना जा सकता है कि आगे स्वस्थ रहने के लिए क्या सावधानियाँ जरूरी हैं। और, यदि किसी रोग का इलाज चल रहा है तो रोग किस हद तक नियंत्रण में है।

ऐसे में टेस्ट की रिपोर्ट आते ही यह जानने की उत्सुकता बन जाती है कि स्थिति को ठीक-ठीक समझा जाए। क्या रिपोर्ट सामान्य है या असामान्य ?

यदि ऐसी स्थिति पेश आए, तो नीचे दी गई सामान्य सीमाएँ काम में आ सकती हैं, लेकिन ध्यान रहे कि रिपोर्ट में इस्तेमाल किए गए यूनिट और यहाँ दिए गए यूनिट एक जैसे हों।

Haematological values (Approximate adult ranges)

Blood haemoglobin	
Males	13-18 g/dl
Females	11.5-16 g/dl
Total leucocyte Count (TLC)	4,000-11,000/ cubic millimetre 4-11 x 10^9/L
Differential Leucocyte Count (DLC)	
Neutrophils	40-70 percent
Lymphocytes	20-40 percent
Monocytes	2-8 percent
Eosinophils	1-6 percent
Basophils	0-1 percent

Erythrocyte sedimentation rate (ESR)	
Wintrobe method	
Men	0-9 mm/hour
Women	0-20 mm/hour
Westergren method, <50 years of age	
Men	0-15 mm/hour
Women	0-20 mm/hour
Westergren method, >50 years of age	
Men	0-20 mm/hour
Women	0-30 mm/hour
Platelet count	130,000-400,000 per cubic millimetre

Biochemical values (Approximate adult ranges)

	B = Whole Blood P = Plasma S = Serum	Standard International units	Other Units
P	Alanine aminotransferase (ALT) (glutamate-pyruvate transminase : GPT)		3-30 units/l
B	Ammonium	23-47 μmol/l	40-80 μg/100 ml
P	Amylase		150-340 units/l 80-180 Somogyi/d
P	Aspartate aminotransferase AST (glutamated-oxaloacetic transaminase GOT)		5-40 units/l
P	Bicarbonate	24-32 mmol/l	24-32 mEq/l
P	Bilirubin (total)	5-17 μmol/l	0.3-1.0 mg/100 ml
S	Caeruloplasmin	0.3-0.6 g/l	30-60 mg/100 ml
P	Calcium (total)	2.12-2.62 mmol/l	8.5-10.5 mg/100ml
B	Carbon dioxide (Pco_2)	4.8-6.0 kPa	36-45 mm Hg
P	β-Carotene	0.9-5.6 μmol/l	50-300 μg/100 ml
P	Chloride	95-105 mmol/l	95-105 mEq/1
P	Cholesterol	3.6-7.8 mmol/l	140-225 mg/100ml
S	Copper	13-24 mmol/l	80-150 mg/100 ml
P	Cortisol	220-720 n mol/l	8-26 μg/100
P	Creatinine	62-124 μmol/l	0.7-1.4 mg/100 ml
P	Ethanol, marked intoxication	65-87 mmol/l	0.3-0.4 g/100 ml
	alcoholic stupor	87-109 mmol/l	0.4-0.5 g/100 ml
	alcoholic coma	>109 mmol/l	>0.5g/100 ml

	B = Whole Blood P = Plasma S = Serum	Standard International units	Other Units
P	Fibrinogen	1.5-4.0 g/l	150-400 mg/100 ml
P	γ-glutamyl transferase (γ-GT)		6-28 units/l (male) 4-18 units/l (female)
B	Glucose (Fasting)	<5.5 mmol/1	<100 mg/100 ml
B	Glucose (Post Prandial)	<7.8 mmol/1	<140 mg/100 ml
P	Haptoglobins (Hb binding)	0.3-2.0 g/l	30-200 mg/100 ml
P	Iron	14 -29 μmol/1	80-160 μg/100 ml
P	Total iron binding capacity (as iron)	45-72 μmol/l	250-400 μg/100 ml
B	Lactate	0.4-1.4 mmol/1	3.6-13.0 mg/100 ml
P	Lactate dehydrogenase (LD)		120-365 units/l
B	Lead	0.5-1.9 μmol/l	10-40 μg/100 ml
P	lipids (total)		400-1,000mg/100ml
	HDL		
	Men		35-55 mg/100 ml
	Women		45-65 mg/ 100 ml
	LDL		
	Desirable		<130 mg/100 ml
	Borderline		130-159 mg/100ml
	High		>160 mg/100 ml
	Triglycerides	0.28-1.69 mmol/1	25-150 mg/100 ml
P	Magnesium	0.7-1.0 mmol/l	1.8-2.4 mg/100 ml
P	Osmolality	285-295 mmol/kg	285-295 mosm/kg
B	Oxygen (Po_z)	11-13 kPa	83-98 mm Hg
P	Phosphatase, acid prostatic		> 8.2 units/l > 7.2 units/1
P	Phosphatase, alkaline		21-100 units/l; 3-13 K-A units
P	Phosphate (as inorganic P)	0.8-1.4 mmol/1	2.5-4.5 mg/100 ml
P	Potassium	3.8-5.0 mmol/l	3.8-5.0 mEq/l
S	Proteins-Total	62-82 g/l	6.2-8.2 g/ 100 ml
	-Albumin	36-52g/l	3.6-5.2 g/100 ml
	-Globulins	24-37 g/l	2.4-3.7 g/100 ml
B	Pyruvate	45-80 μmol/l	0.4-0.7 mg/100 ml

	B = Whole Blood P = Plasma S = Serum	Standard International units	Other Units
P	Sodium	136-148mmol/l	136-148 mEq/l
P	Thyroxine	244-465 nmol/l	3.1-5.9 µg/100 ml
P	Transferrin	1.2-2 g/l	120-200 mg/100ml
P	Urate	0.12-0.42 mmol/l	2-7 mg/100 ml
P	Urea	2.5-6.6 mmol/l	15-40 mg/100 ml
P	Vitamin A	0.7-1.7 µmol/l	20-50 µg/100 ml

भारतीय पुरुषों एवं स्त्रियों का लंबाई और उम्र के अनुरूप वजन

लंबाई			पुरुषों के लिए सही वजन	स्त्रियों के लिए सही वजन	उम्र के साथ संबंध
फुट	इंच	मीटर	(किलोग्राम में)	(किलोग्राम में)	
4	11	1.500	53 से 57	49 से 52	तीस वर्ष की उम्र तक
5	0	1.525	54 से 58	51 से 54	वजन यहाँ दर्शाए गए
5	1	1.550	55 से 59	52 से 55	वजन से दस प्रतिशत
5	2	1.575	56 से 60	53 से 57	अधिक हो सकता है।
5	3	1.600	58 से 61	54 से 58	
5	4	1.625	59 से 64	56 से 60	
5	5	1.650	61 से 65	58 से 61	तीस से पैंतीस वर्ष की
5	6	1.675	62 से 66	59 से 64	उम्र में वजन यहाँ दर्शाई
5	7	1.700	64 से 68	61 से 65	गई सीमाओं के पार नहीं
5	8	1.725	65 से 71	62 से 67	जाना चाहिए।
5	9	1.750	68 से 73	64 से 69	
5	10	1.775	69 से 74	66 से 70	
5	11	1.800	71 से 76	67 से 72	पैंतीस के बाद
6	0	1.825	73 से 78	69 से 75	वजन यहाँ दर्शाई गई
6	1	1.850	75 से 81		सीमाओं से दस प्रतिशत
6	2	1.875	78 से 83	—	कम ही होना चाहिए।
6	3	1.90	80 से 87	—	

●●●